Helga Leistritz-Wittmack · Stärke kann man lernen!

D1704211

Mutmacher für Geist und Seele!

Dr. Gabriele Feyerer, Journalistin: **Original Indian Essence®**. Heilwissen der Indianer für unsere Gesundheit. ISBN 3-0350-3017-0

Evi Hohenester-Ströhm, Journalistin: **Das Buch der Geist-Seele-Körpersprache.** Vom Rhythmus des Denkens und Fühlens. Neu. ISBN 3-0350-0032-8

Gerhard Leibold, Heilpraktiker: **Ich bin, was ich denke.** Vom *Das bringt doch nichts* zum *Ich will es wissen*: Besser und gesünder leben. Neu. ISBN 3-0350-0036-0

Dr. Thomas Methfessel, Lehrer für Tai Chi, Qigong und Yoga: **Yoga leicht gemacht.** Basis- und Aufbauprogramm für das Training zu Hause und in der Gruppe. Neu! ISBN 3-0350-0037-9

Paul Mohr, Heilpraktiker: **Krebs naturheilkundlich begleiten.** Wirkungsvolle Therapien zur biologischen Behandlung. 2. Auflage. ISBN 3-0350-5039-2

Norman Vincent Peale, Pfarrer: **Die Kraft positiven Denkens.** Der Weltbestseller! ISBN 3-0350-0050-6

Josef Maria Rau, Heilpraktiker: **Was Homöopathie ist und wie sie wirkt.** Heilung nach einem bewährten Naturgesetz. 7. Auflage. ISBN 3-0350-5054-6

Thorre Schlaméus, Physiotherapeut und Kung Fu-Lehrer: **ZEN oder die Kunst, vom Rauchen zu lassen.** 2. Auflage. ISBN 3-0350-3019-7

Dieter Stahl, Reiki-Lehrer und Feng Shui-Experte: **Gesund und fit durch Reiki.** Entspannung, natürliche Heilung und Persönlichkeitsentwicklung. 3. Auflage. ISBN 3-0350-5030-9

Shirley Trickett, Krankenschwester: **Endlich wieder angstfrei leben.** Selbsthilferatgeber gegen Angst, Depressionen und Panikattacken. 9. Auflage. ISBN 3-0350-0020-4

Gesundheit geht uns über alles!
Bücher von Oesch und Jopp in Ihrer Buchhandlung, Versand- und Internetbuchhandlung
Aktuelle Programm-Informationen kostenlos per Post oder stets unter:
www.joppverlag.ch   www.oeschverlag.ch

Helga Leistritz-Wittmack

Stärke kann man lernen!

»Medizinische Realitäten« bei Brustkrebs
hinterfragen, verstehen und Entscheidungen fällen

Erfahrungen einer Betroffenen

Gewidmet meinem Mann, der mir in jeder Sekunde beistand, meinem Gynäkologen Dr. Vinko Stepanic – und Julia Pfyl-Treier und Elena Füeg, die mir bei den ersten Schritten »danach« sehr geholfen haben.

1. Auflage 2005
Copyright © 2005 bei Oesch Verlag, Zürich (Jopp/Oesch-Programm)

Druck- und Bindung: Legoprint S.p.A., Lavis (TN)
Printed in Italy

ISBN 3-0350-5057-0

Gern senden wir Ihnen unser Verlagsverzeichnis:
Oesch Verlag, Jungholzstraße 28, 8050 Zürich
E-Mail: info@oeschverlag.ch
Telefax 0041 / 44 305 70 66 (CH: 044 305 70 66)

Unser Buchprogramm finden Sie im Internet unter:
www.joppverlag.ch
www.oeschverlag.ch

Inhaltsverzeichnis

Vorwort

Informationen zum leichteren Verständnis der medizinischen Fachsprache

Jede Frau sieht Brustkrebs aus einer anderen Perspektive – je nachdem, ob sie selbst davon betroffen ist, ob sie eine nahe Verwandte hat oder eine Freundin, die betroffen sind, oder ob sie nur selbst darüber nachdenkt, dass es irgendwann auch sie erwischen könnte.

Und ebenso unterschiedlich wie das Spannungsverhältnis zwischen der Person und der Krankheit ist, ebenso unterschiedlich sind die Krankheitssymptome, ihre Behandlung und ihre Reaktionen. Zudem ist jede Frau anders, sowohl von der körperlichen Statur als auch von der Psyche her, jede lebt in einer anderen Umgebung (auch gefühlsmäßig), und zusätzlich reagiert jede Körperseite, die linke und die rechte, anders.

Meine Erfahrungen sollen keinesfalls ein ärztlicher Ratgeber sein.

Wie man sich behandeln lässt, welche Operationsart als die beste angesehen wird, welche Therapie vor allem als die für die Patientin selbst als beste empfohlen wird, liegt je nach »Fall« verschieden. Die Entscheidungen, die ich für mich selbst getroffen habe, sollen lediglich aufzeigen, dass diese Entscheidung mir für mich bzw. meinen Körper als die geeignetste erschien. Sie soll Mut machen, sich zu erkundigen und alles Unverständliche zu hinterfragen.

Vielen Nicht-Medizinern fällt es oft schwer, die Berichte, Analysen und Untersuchungsergebnisse zu verstehen, weil sie in medizinischer Fachsprache geschrieben und für die Betroffenen unverständlich sind.

Nachfolgend werden einige Ausdrücke, die (nicht nur) bei Brustkrebs häufig erwähnt werden, leicht verständlich erklärt. Im Text wird mit einem Asterisk (*) auf diese Erläuterungen hingewiesen.

Angiologie: Lehre vom normalen und krankhaften Zustand der Gefäße; wird oft im Zusammenhang mit Lymphflüssigkeit verwendet.

Biopsie: punktuelle Gewebsentnahme zwecks Bestimmung, ob das Gewebe Krebszellen enthält oder nicht.

Chemotherapie: chemische Behandlung zur Abtötung oder Hemmung von u. a. Tumorzellen. Die Schulmedizin vertritt dabei die Meinung, dass durch diese chemischen Zusätze die körpereigenen Zellen nicht gefährlich oder nachhaltig geschädigt werden.

In dem Artikel *Giftkur ohne Nutzen* im Spiegel vom 4. 10. 2004 (Seite 160) sagt der Epidemiologe (Epidemiologie = Erforschung von Krankheitsursachen) Prof. Dieter Hölzel (Klinikum Großhadern, München): »*Allen angeblichen Fortschritten zum Trotz leben die Kranken keinen Tag länger.*« *Und weiter:* »*Der Fortschritt der Chemotherapie liegt eher darin, Leiden zu mindern, die sie selbst bewirkt.*« *(Zitat)*

Wenn man sich für Chemotherapie entscheidet, sollte man auch wissen, dass bei metastasierendem Krebs eine »normale« Chemotherapie, die gegen Brustkrebs wirken soll, nicht ins Gehirn geht. Dafür ist eine Blut-Hirn-Schranke verantwortlich, die jegliche Infiltration über Blutplasma, Nervenbahnen oder auch Liquorbahnen ins Gehirn verhindert. Dies bedeutet für den Laien, dass er nicht davon ausgehen kann, dass eine Chemotherapie auch automatisch evtl. bestehende oder entstehende Metastasen im Gehirn vernichten kann. Hierzu ist eine »spezielle Chemotherapie« notwendig, die die evtl. vorhandenen Gehirnmetastasen auch erreichen kann.

Grading: Einteilung/Klassifizierung der Krebstumoren in verschiedene Stufen, abhängig von der Größe, der Anzahl der befallenen Achsellymphknoten und der Metastasen sowie der Wachstumsgeschwindigkeit.

Hormonrezeptoren: Bindungsstellen für weibliche Hormone (Östrogene und Gestagene) auf den Krebszellen, die das Wachstum eines Tumors fördern können. Die sog. »Antiöstrogene« unterbinden dieses gefährliche Wachstum medikamentös (z. B. das Medikament Tamoxifen).

IV: Invalidenversicherung; in der Schweiz läuft über sie beispielsweise die Bezahlung der Brustprothesen und der Spezial-Büstenhalter bis zu einem gewissen jährlichen Fixbetrag.

Karzinom: Ansammlung bösartiger Zellen, bösartige Geschwulst.

Knochenszintigraphie: nuklearmedizinisches Verfahren, bei dem kurzfristig radioaktive Substanzen (als Kontrastmittel) in die Blutbahn gespritzt werden, um Veränderungen im Knochenbereich feststellen zu können.

Lymphknoten: Kreuzungspunkte in den Lymphbahnen; sie gelten als biologische Filter/Abwehrstationen für Bakterien, Gifte, kurz Sammel- und Umwandlungsstelle jeder Art gefährlicher Eindringlinge.

Lymphdrainage: Massage zur Entstauung der Lymphflüssigkeit im Gewebe mit dem Ziel des kontinuierlichen Abflusses der Lymphflüssigkeit.

Lymphödem: Anschwellung des Gewebes durch Ansammlung der Lymphflüssigkeit.

Maligne: bösartig, meist in bezug auf Geschwulstzellen/Tumoren gebraucht.

Mamille: Brustwarze.

Mamma: weibliche Brust.

Mammographie: spezielle Röntgenuntersuchung der weiblichen Brüste zwecks Erkennung evtl. Geschwülste/Tumoren.

Mastektomie: Brustamputation, Entfernung der Brust.

Metastasen: Absiedlung bösartiger Zellen in andere Körperteile, die dort bösartige Tochtergeschwülste (Krebsherde) bilden.

Magnetresonanz-Untersuchung: Mit Hilfe eines in die Blutbahn gespritzten Kontrastmittels kann festgestellt werden, ob sich eine Geschwulst/ein Tumor im Bindegewebe befindet. Die Kontrastmittelanreicherung gilt als Signal für eine Zellansammlung, die sowohl gutartig als auch bösartig sein kann.

Nuklearmedizin: Atommedizin, spezielles Verfahren zur Verwendung von Kernenergie zur Diagnostik oder Therapie.

Onkologe: Spezialarzt für Geschwülste, meist als »Krebsarzt« bezeichnet.

Radiologe: Spezialarzt für Strahlenkunde.

Radiologie: Strahlenkunde.

Redons: Blut- und Serumaufnahmebehälter, die unter der Haut fixiert werden.

Rezidiv: wiederkehrende Geschwulst/Tumor/Krebs.

Sentinel: Wächter-Lymphknoten; der dem Tumor nächstgelegene Lymphknoten, der die Lymphflüssigkeit aus dem Tumor aufnimmt, er wird durch ein gespritztes Kontrastmittel (eine schwach radioaktive Substanz) erkennbar. Diese Methode zum Erkennen und Vermeiden der Entfernung mehrerer Lymphknoten in der Achselhöhle befindet sich derzeit noch in der Erprobung.

Ultraschall: Untersuchung mit Schallwellen. Das untersuchte Gewebe wirft je nach Dichte, Größe und Form die Schallwellen in unterschiedlicher Stärke zurück. Diese werden in Bilddaten umgerechnet und in Schwarzweißbildern auf einem Bildschirm wiedergegeben.

Entdeckung, Operationen, Ergebnis

Ich war vorbereitet darauf, dass es eines Tages auch mich erwischen würde. Meine Mutter hatte Brustkrebs, starb später an Gallengangskrebs. Mein Vater hatte Prostatakrebs und starb an Darmkrebs. Mein Gynäkologe ermahnte mich, selbst meine Brüste abzutasten, um einen evtl. aufkommenden Krebs bereits im Frühstadium erkennen und entfernen zu können.

Aber was wusste ich wirklich? Nicht viel, obwohl ich viel über Krebs gelesen hatte, als meine Eltern betroffen waren. Es war wie immer: Jeder liest aus einem Buch das heraus, was er wissen möchte. Und sobald man selbst betroffen ist, liest man es anders. So ging es auch mir.

Ich ging jahrelang regelmäßig zur Vorsorgeuntersuchung, und ab der beginnenden Menopause nahm ich Hormonpflaster, die mir sehr gut bekamen. Die jährliche Mammographie* gab mir Sicherheit – dachte ich. Bis zu dem Zeitpunkt, als im Jahr 2002 eine wissenschaftliche Studie aus den USA bekannt wurde, deren Ergebnis langjähriger Untersuchungen hieß: Mammographie schadet dem Körper mehr als sie gut ist – also nur noch jedes 2. Jahr.

Ich hatte es in der Tagespresse gelesen, und mein Gynäkologe fragte mich, ob ich einverstanden sei, dieses Jahr die Mammographie auszulassen und dafür selbst um so sorgfältiger zu tasten. Ich stimmte ihm zu – ich war ohnehin gewohnt, meine Brüste auf Knoten abzutasten und hatte es im Fingerspitzengefühl, ob sich Knoten in der Brust bildeten. Harmlose Knoten hat jede Frau, sie verschwinden wieder oder werden in kleinen Operationen herausgenommen.

Ich war gerade 60 Jahre alt geworden und hatte schon einige Erfahrung mit diversen ungefährlichen Knoten in den Brüsten. Aber ich hatte keine Ahnung, dass sich Krebsknoten anders anfühlen als etwa harmlose Bindegewebs- oder Kalkknoten.

Eines Abends, Ende Juni 2002, tastete ich auf dem linken Brustmuskel, der aus der Achsel heraus schräg auf der Brust verläuft, einen Knoten. Ich dachte erst, es sei vielleicht eine Verknorpelung, die ich mir beim Fitnesstraining zugezogen hatte. Dieser Knoten war länglich und fühlte sich steinhart an. Er bewegte sich auf dem Muskel.

Ich beobachtete ihn ein paar Tage und cremte ihn mit der Creme ein, die ich vom letzten Bindegewebsknoten hatte. Aber irgendwie hatte ich ein anderes Gefühl als sonst. Der Knoten blieb hart, er bewegte sich, aber er veränderte sich nicht.

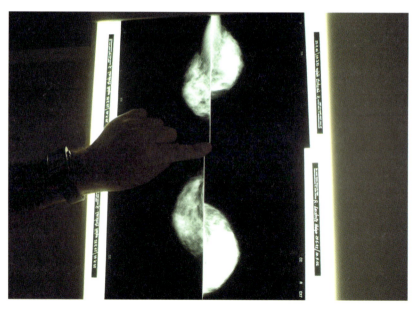

Mammographiebild

Der Termin beim Gynäkologen brachte mir den erwarteten, aber doch hammerharten Befund: Es könnte Krebs sein. Der Ultraschall* war nicht ganz klar definierbar, auf der dann schnellstens gemachten Mammographie* war ein Tumor vermutbar, etwa 11 mm lang. Operation. Urteil: Brustkrebs.

Gerade aus der Narkose aufgewacht, schaute ich an mir herunter, sah nur einen dicken Brustverband. Ich versuchte zu fühlen, es schien noch etwas da zu sein. Nachmittags um 16.00 Uhr kam die endgültige Nachricht: Ich muss nochmals operiert werden. Der Gynäkologe hatte rings um den Knoten herum genügend herausgenommen, wusste aber nicht, dass er damit in dem angeblich gesunden Gewebe ein entstehendes, in der Mammographie noch nicht erkennbares weiteres tumorverdächtiges Gewebe angeschnitten hatte. Ich willigte zur zweiten Operation der linken Brust ein und freute mich, dass sie brusterhaltend operiert werden sollte. Meine Vorkrebsgröße war 75 B.

> ☹ Was ich zu dieser Zeit noch nicht wusste, ist, dass »brusterhaltend« gleichzusetzen ist mit anschließender Bestrahlung und Chemotherapie*. Das erfuhr ich erst später vom Chefarzt der Radiologie* unseres Kantonsspitals.

Ich hatte die Ergebnisse von beiden Operationen vorliegen. Der einzige entnommene Lymphknoten* war in Ordnung. Nicht befallen. Vor meiner Entlassung wurden noch die inneren Organe Leber, Nieren, Milz, Bauchspeicheldrüse, Gebärmutter, Aorta und Blase mit Ultraschall untersucht. Die Lunge wurde von vorne und von der Seite durchleuchtet mit dem Ergebnis: keine erkennbaren Metastasen*, ebenso lautete das Ergebnis der Knochenszintigraphie*. Die Blutuntersuchung erbrachte auch gute Werte. Natürlich war ich froh, aber erst die Betonung des Wortes »erkennbar« machte mich darauf aufmerksam, dass ich eventuell doch Metastasen haben könnte, die jetzt noch nicht erkennbar waren.

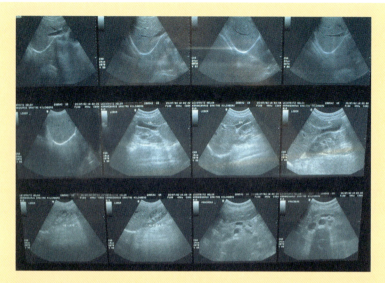

US des Abdomens

Indikation: Mamma-Ca., Ausschluss der Lebermetastasen

Befund:
Normale Leber, keine Lebermetastasen. Normale Gallenblase, Pankreas, Aorta abdominalis und Milz. Keine Hydronephrose bds. Kein grober pathologischer Prozess von der Nierenrinde ausgehend.
Normale Harnblase, normal grosser Uterus. Die Ovaren sind nicht abgrenzbar.
Keine freie intraabdominale Flüssigkeit.

Nach meiner Entlassung aus dem Krankenhaus schickte mich mein Gynäkologe zu einem Onkologen* zur Information über eine weitere Behandlung – sprich Radio- und/oder Chemotherapie*. Das ist der »Sicherheitsfaktor«, der Onkologe ist der Spezialist.

Von diesem Moment an begann sich mein Widerstand zu regen. Mein Mann fuhr mich in die Zürcher Zentralbibliothek, und wir durchforschten dort den Computer nach Büchern, deren Informationen mir wissenswert schienen. Ich achtete darauf, dass sie nicht früher als 2001 erschienen waren und dass es sich nicht um medizinische Spezialbücher handelte, die ich wahrscheinlich

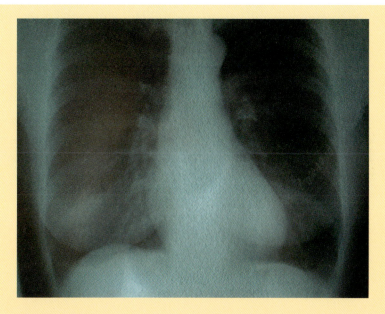

Thorax pa./seitl.:
Befund:
Normaler, dem Alter und Habitus entsprechender, Herz-Lungenbefund, insbesondere keine Anhaltspunkte für intrapulmonale Metastasierung. Metallclips in den Weichteilen über der linken Mamma bei St. nach Lumpektomie.

Rechts sind die Klammern von der Operation zu sehen.

ohnehin nicht verstanden hätte. Mit 7 Büchern fuhren wir nach Hause. Ich blätterte sie durch und las sie erst hektisch, dann intensiver durch und begann, mich »schlau zu machen«. Ich merkte sehr schnell, dass mir viele medizinische Basisinformationen fehlten, ich verstand weniger als die Hälfte dessen, was ich gelesen hatte. Aber das, was ich verstand, konnte ich für mich verarbeiten.

Dazwischen telefonierte ich mit Leidensgenossinnen, die mir aber nicht allzuviel Neues erzählen konnten, da sie selbst nur das wussten, was sie nach ihrer eigenen Operation erfahren hatten,

nicht aber wussten, warum, wieso, weshalb usw., oder was man
evtl. hätte anders machen können, sollen, dürfen ...

Ich lernte aus den Büchern, dass es verschiedene Krebsarten
gibt, dass sie in verschiedene Kategorien eingeteilt und durchaus
verschieden behandelt werden. Was mich etwas unruhig machte,
war die Tatsache, dass das Grading* meines Krebses bei 2 lag, was
mit der Differenzierung der Zellen und ihrer Wachstumsgeschwindigkeit zu tun hat (es gibt insgesamt 4 Stufen). Das mir herausope-
rierte Karzinom* war etwa 11 mm lang und hatte noch nicht
gestreut. Und was ich aus den Büchern noch erfuhr, war die Tatsache,

> ☹ dass keine Radiotherapie mir garantieren konnte, dass der
> Krebs nicht wiederkommen würde (etwa 25 % der bestrahlten
> Patientinnen haben Rezidive* trotz Bestrahlung, und diese Rezi-
> dive sind meist aggressiver als das herausoperierte 1. Karzi-
> nom).

Das war aber noch nicht alles. Ich las auch, dass heute immer noch
– trotz Hochtechnologie – 25 % der Patientinnen *ver*strahlt werden. Später erfuhr ich noch mehr ...

Ich verstand nicht, warum meine Brust bestrahlt werden sollte, obwohl ich keine erkennbaren Metastasen* hatte, einschließ-
lich des herausgenommenen einen Lymphknotens*. Vor meinem
1. Besuch beim Onkologen* verschrieb mir mein Gynäkologe die
Hormontherapie mit dem Medikament Tamoxifen, das seit Jahren
auf dem Markt ist und als »bewährt« gilt. Ich hatte ihm gesagt,
ich wolle keine Bestrahlung und keine Chemotherapie*, weil ich
deren Sinn nicht verstehen würde. Ich hatte nämlich auch noch
erfahren,

☺ dass man nur ein einziges Mal auf ein und dieselbe Stelle des Körpers Strahlen geben darf. Kein 2. Mal. Mein Verstand sagte mir dann, dass es doch wohl sinnvoller sei, erst im Falle eines evtl. aggressiven Rückfalls die Bestrahlung anzusetzen.

Ich machte mir vor dem Besuch beim Onkologen* eine Liste mit den Fragen, die ich bezüglich meiner Therapie hatte, über Zusammenhänge, die ich beim Durchlesen der Bücher nicht verstanden hatte. Ich wollte alles wissen über Grading*, über Bestrahlung, über Chemotherapie, über Chancen. Als der Onkologe mir erklärte,

☺ dass ich keinen Tag länger lebte, ob ich die Bestrahlung durchführte oder nicht,

fragte ich mich wirklich, ob ich diese Bestrahlung brauchte. Meine Entscheidung, auf die Bestrahlung zu verzichten, festigte sich. Er drängte mich und wollte mich zur Bestrahlung anmelden. Er meinte, das eine Krankenhaus sei mit der Straßenbahn erreichbar und beim anderen hätte ich einen Parkplatz. Dass ich aus 50 km Entfernung kaum mit der Straßenbahn »anreisen« könnte, hatte er gar nicht erst realisiert. Und dass ich mit den Klammern in der Brust nicht Autofahren konnte – geschweige denn einen Gurt anlegen –, erst recht nicht.

Was ich aber durch meine Fragerei herausbekam war, dass verschiedene Tumoren verschiedene Zellarten haben können, und zwar mit und ohne Hormonrezeptoren*. Handelt es sich um einen Tumor mit positiven Hormonrezeptoren, bedeutet das, dass die Hormone Östrogen und/oder Gestagen das Tumorwachstum anregen können. Nach einer Brustkrebsoperation heißt das allerdings auch, dass diese Zellen für eine Antihormonbehandlung aufnahmefähig sind. Im ärztlichen Ratgeber *Brustkrebs* heißt es sehr treffend:

> **Der Östrogen-Gegenspieler Tamoxifen**
> Die bekannteste und am besten untersuchte Form einer Hormonthe-
> rapie bei Brustkrebs ist diejenige mit dem Medikament Tamoxifen.
> Dieser Östrogen-Gegenspieler – ein Antiöstrogen – kann sich zwar an
> die Bindungsstellen der Krebszellen für Östrogene anheften und
> diese besetzen, entfaltet dort aber nicht (oder kaum) Wirkungen wie
> die Östrogene selbst. Diese Situation ähnelt einem Schlüssel, der
> zwar in ein Schlüsselloch passt, es aber nicht öffnen kann.[1]

Seit Mitte 2003 wird viel über Aromatasehemmer (*Femara* und *Arimidex*) geschrieben, die besser seien als Tamoxifen. Manche Publikationen sind so zuversichtlich, dass die Gefahr besteht, dass Frauen, die bisher Tamoxifen genommen haben, auf eines der beiden Medikamente überwechseln möchten.

Laut Studien der amerikanischen (Nonprofit-) Krebsorganisation[2] sind die Erfolge jetzt auch an Brustkrebspatientinnen im Frühstadium messbar. Allerdings wird immer darauf aufmerksam gemacht, dass es sich eigentlich um Medikamente handeln sollte, die im Anschluss an Tamoxifen (das nach 5 Jahren keine nachweisbare Wirkung mehr haben soll) weiterhin Rezidive* verhindern sollen. Sowohl Tamoxifen als auch die Aromatasehemmer belegen die »positiven« Hormonrezeptoren* im weiblichen Körper und sollen dadurch Rezidive vermeiden. Auf jeden Fall wird angeraten, eine begonnene Tamoxifen-Therapie nicht zu unterbrechen und sich mit dem Arzt in Verbindung zu setzen.

Das Grading* meines Tumors war 2. Das Ergebnis der Untersuchung »meiner« Hormonrezeptoren war noch nicht da.

Der Onkologe* schlug mir dann zusätzlich zur Strahlentherapie eine »kleine Chemotherapie« vor, »für alle Fälle«! Ich fragte mich wirklich langsam, ob er Provision erhält, wenn er jemanden

---

[1] Aus Kaufmann, Manfred et al.: *Brustkrebs*, Wort&Bild, München 2002

[2] Vgl. www.breastcancer.org

138   Kapitel 9 · Morphologische Grundlagen

Tabelle 9.4. pTNM-Klassifikation des Mammakarzinoms

Bezeichnung	Bedeutung
pT	**Primärtumor**
pTX	Primärtumor kann nicht beurteilt werden
pT0	Kein Anhalt für Primärtumor
pTis	Carcinoma in situ (intraduktal und lobulär)
pT1	Max. Tumordurchmesser von 2,0 cm
pT1a	Max. Tumordurchmesser von 0,5 cm
pT1b	Max. Tumordurchmesser von 1,0 cm
pT1c	Max. Tumordurchmesser von 2,0 cm
pT2	Max. Tumordurchmesser von 5,0 cm
pT3	Max. Tumordurchmesser von > 5,0 cm
pT4	Tumor jeder Größe mit direkter Ausdehnung auf Brustwand und Haut
pT4a	Mit Ausdehnung auf die Brustwand (Rippen, Interkostalmuskulatur oder vorderer Serratusmuskel, nicht auf die Pektoralismuskulatur)
pT4b	Mit Ödem, Ulzeration der Brusthaut oder Satellitenmetastasen der Haut derselben Brust
pT4c	Beide Kriterien von pT4a und pT4b
pT4d	Inflammatorisches Karzinom
pN	**Regionäre Lymphknoten**
pNX	Keine Beurteilung der regionären Lymphknoten möglich
pN0	Keine regionären Lymphknotenmetastasen
pN1	Metastasen in beweglichen ipsilateralen Lymphknoten
pN1a	Nur Mikrometastasen (bis 0,2 cm)
pN1b	Metastasen, zumindest eine > 0,2 cm
pN1bi	Metastasen in 1–3 Lymphknoten, < 2 cm
pN1bii	Metastasen in 4 oder mehr Lymphknoten, < 2 cm
pN1biii	Ausdehnung der Metastasen in das perinodale Fettgewebe
pN1biv	Metastasen ab 2 cm
pN2	Metastasen in ipsilateralen axillären Lymphknoten, untereinander oder an andere Strukturen fixiert
pN3	Metastasen in Lymphknoten entlang der A. mammaria interna
pM	**Fernmetastasen**
pMX	Vorliegen von Fernmetastasen kann nicht beurteilt werden
pM0	Keine Fernmetastasen
pM1	Fernmetastasen

Quelle: »Management des Mammakarzinoms«, Springer, Berlin

vermittelt. Ich hatte mich schon geweigert, in seiner Praxis ein weiteres Mal Blut abzugeben, woraufhin ich ernsthaft getadelt wurde, dass man sich in seiner Praxis den Anweisungen seiner Assistenten nicht zu widersetzen habe…

Einige Tage später rief er mich an und sagte, dass bei mir die Hormonrezeptoren noch vorhanden seien und ich mit Tamoxifen durchaus eine Behandlung starten könne. Aber zusätzlich sollte ich bestrahlen und »eine kleine Chemotherapie« haben. Um das zu besprechen, müsste ich aber nochmals in seine Praxis kommen, das ginge nicht telefonisch. Ich fuhr also nochmals in die Praxis, weil ich dachte, ich würde wesentlich Neues erfahren. Aber nein. Es war wieder dieselbe Antwort: Radiostrahlen und die kleine Chemo. Ich weigerte mich. Er schrieb das in seine Kartei. Die 2. Unterredung mit ihm war auch die letzte.

Inzwischen war es Anfang August geworden, Gynäkologe und Hausarzt waren in Urlaub. Die geschwollene Achselhöhle machte mir Sorgen. Der Vertreter meines Hausarztes ist Chirurg. Ergebnis der Untersuchung: Entzündung; es sollte operiert werden. Mir kam der Gedanke, dass nur ein einziger entnommener Lymphknoten* nicht so viel Sicherheit bringen kann wie mehrere. Wenn also nochmals geöffnet werden musste, warum dann nicht gleich bei dieser Gelegenheit ein paar Lymphknoten mehr entfernen. Die Studie, über den Sentinel*, d. h. durch Färbung herauszufinden, in welchen Lymphknoten die Lymphflüssigkeit als erstes fließt, um damit praktisch die »Eingangstür« zu allen anderen Lymphknoten zu haben, war noch nicht beendet, weshalb ich mich für das Entfernen von einigen Lymphknoten mehr entschied – ohne zu wissen, welche Folgen das wiederum haben könnte.

Die Operation verlief gut. Es war die dritte innerhalb von 3 Wochen. Alle entfernten Lymphknoten (es waren mehr als 20) waren »sauber« – kein Krebsfall. Die Narben heilten gut. Ich kämpfte immer noch gegen die Strahlentherapie, die mich wieder einzuholen schien. Selbst der Chefarzt der Strahlenabteilung des Kantonsspitals rief mich an, um mich davon zu überzeugen, dass ich wirklich diese Strahlentherapie machen müsste. Ich las das Buch über die Strahlentherapie nochmals. Schließlich setzte ich meinen Willen durch und ging nicht zur Strahlentherapie. Inzwischen wusste ich mehr über Verstrahlungen und Rezidive*. Ich kannte auch das ganz einfache Rezept:

> ☹ Brusterhaltend bedeutet in der Medizin Strahlen und Chemo-
> therapie*. Mastektomie*, d. h. Brustamputation = keine Strah-
> len und, wenn keine Metastasen* vorhanden sind, auch keine
> Chemo. Wenn Metastasen vorhanden sind, wird Chemotherapie
> verschrieben.

Durch die 3. Operation hatte sich der Beginn der Strahlentherapie
wieder um 3 Wochen verschoben. Ich hatte zwar meinen Entschluss
gefasst, wurde aber immer wieder durch Anrufe aus der Klinik und
der Praxis des Onkologen* daran erinnert. Verunsicherung stellte
sich ein und versuchte, sich einzunisten. Mein Verstand sagte mir
NEIN. Mein Gefühl war hin- und hergerissen. Ich las noch mehr,
telefonierte noch mehr, holte mir Informationen aus dem Internet.
So viele Kontakte ich diesbezüglich auch hatte, so viele Meinungen
hatte ich. Schließlich entschied ich mich für NEIN.

Denn die logische Überlegung siegte, dass wenn man nur ein
einziges Mal eine Körperstelle bestrahlen darf, mir diese »Ret-
tungsmaßnahme« bei einem wiederkehrenden Krebs verwehrt
wäre. Ich wollte mir diese Chance nicht vorzeitig nehmen.

Zur Überbrückung der Auswirkungen der Menopause hatte
ich sog. Hormonpflaster genommen. Im Juli 2002 gab es dann in
den Tageszeitungen die Information, dass diese Pflaster auf Dauer
(mehr als 5 Jahre) angewendet nicht gut seien und bei manchen
Frauen Brustkrebs, Herzinfarkt oder andere Nebenwirkungen
haben könnten. Nach Rücksprache mit meinem Gynäkologen
stoppte ich die Hormonpflaster sofort.

Nach dem Beginn der Einnahme von Tamoxifen dauerte es keine
2 Wochen, bis ich die Wirkung des Tamoxifen merkte und erstmals
in meinem Leben mit 60 Jahren Wallungen bekam. Ich schlief
schlecht, wachte nachts mehrmals auf. Es war August und draußen
war es sehr warm. Das war mein Glück. Ich duschte und wusch
mich mehrmals am Tag. Plötzlich fühlte ich einen Knoten in der

SCHWEIZ 5

Hormontherapie mit Risiken

Die Gabe von Hormonen an Frauen in der Menopause ist weniger hilfreich als gedacht. Die Schweizer Fachgesellschaft rät schon länger zur Vorsicht.

Von **Helga Kessler**

Die Verunsicherung bei amerikanischen Frauen und Ärzten ist gross: Sollen Frauen in der Menopause weiter ihre Hormonpräparate einnehmen oder nicht? Bei amerikanischen Ärzten laufen die Telefone heiss, viele machen sich Sorgen um Schadenersatzprozesse. Die Aktien der Pharmafirma Wyeth, der einzigen Herstellerin des in Amerika gebräuchlichen Östrogen-Gestagen-Kombinationspräparates, fielen in den Keller. Auch Schweizer Ärzte müssen künftig vermehrt mit kritischen Fragen ihrer Patientinnen rechnen. «Das wäre ein positiver Effekt», meint Martin Birkhäuser, Endokrinologe am Inselspital Bern und Präsident der Schweizerischen Menopausen-Gesellschaft.

Am Dienstagmorgen stoppten die amerikanischen Gesundheitsinstitute (NIH), überraschend für die meisten Fachleute, eine grosse Studie, welche Nutzen und Risiken einer Hormontherapie mit Östrogenen und Gestagen erforschte. Eigentlich sollte die Untersuchung der «Initiative für Frauengesundheit» noch bis 2005 weiterlaufen. Doch man möchte man die mehr als 16 000 Teilnehmerinnen der Studie vor einer Behandlung schützen, deren «Schaden grösser als der Nutzen» ist. Betont wird vor allem das erhöhte Brustkrebsrisiko. Dieses liegt allerdings niedriger als in einer früher veröffentlichten Studie. Das Zwischenergebnis zeigt ausserdem, dass es vermehrt zu Herzinfarkten sowie Herzanfällen und Thrombosen kam (siehe Tabelle). Auf der anderen Seite fand die Forschergruppe weniger Brüche der Hüftknochen und weniger Darmkrebsfälle.

Nicht wie Zuckerwasser

«Auch Hormone sind Medikamente, die man nicht einfach wie Zuckerwasser schlucken kann», sagt Martin Birkhäuser. Patientinnen, aber auch Ärzte hätten in den letzten Jahren ein Teil noch ungenügend über die unerwünschten Effekte einer Hormonersatztherapie informiert. Tatsächlich hat die Hormontherapie in den letzten Jahren längst ihren Ruf verloren, ein Wundermittel gegen sämtliche Altersbeschwerden der Frau zu sein. Dabei bleibt, dass sie typische Wechseljahrbeschwerden wie Hitzewallungen, Stimmungsschwankungen oder Schlafstörungen lindern und den Knochenabbau verlangsamen kann.

Doch die Sexualhormone haben neben Wirkungen auch Nebenwirkungen. Seit Östrogene mit Gestagen kombiniert werden, erkranken die behandelten Frauen zwar nicht mehr an Gebärmutterkrebs, dafür stieg das Risiko für Brustkrebs, auch

Risiken übertreffen Nutzen

Zunahme/Abnahme des Erkrankungsrisikos bei Östrogen-/Progestin-Hormontherapien

Thrombose	+100%
Herzinfarkt	+41%
Herzanfall	+29%
Brustkrebs	+26%
Hüftfraktur	−34%
Darmkrebs	−37%

für Thrombosen. Übrig geblieben war die Hoffnung, dass die Hormontherapie Herzerkrankungen vorbeugen könnte. Die nun vorgelegte Zwischenbilanz macht auch Hoffnung zunichte. Selbst wenn, während die Risiken zu hoch, meint das NIH.

Martin Birkhäuser ist damit nicht ganz einverstanden. Die Studie gebe keine klare Antwort auf die Frage, ob junge Frauen mit einer familiären Vorbelastung für Herz-Kreislauf-Erkrankungen doch noch einen Nutzen von der Behandlung hätten. Das Durchschnittsalter der Teilnehmerinnen sei mit 63 Jahren relativ hoch. Vorerst rät er weder zu einer vorbeugenden noch zu einer langfristigen Hormonersatzthera-

pie, von Ausnahmen abgesehen. Ein kurzfristiger Einsatz ist jedoch vernünftig, wenn die Frau über starke Wechseljahrbeschwerden klagt und eventuell zusätzlich ein Osteoporoserisiko besteht. Nach durchschnittlich zwei bis vier Jahren soll die Therapie auslaufen. «In diesem Zeitraum gibt es keinen Anstieg der Krebsfälle», betont Birkhäuser. Seien die Wechseljahrbeschwerden gering oder gehe es nur um die Vorbeugung von Herz-Kreislauf-Erkrankungen oder Osteoporose, sollten andere Behandlungsmöglichkeiten geprüft werden.

Am Dienstag wurden mehr als die 16 000 Amerikanerinnen mit einem Brief aufgefordert, die Medikamente aus der Studie nicht mehr einzunehmen. Zwar sei das Risiko für eine Erkrankung für jede einzelne Frau gering, heisst es in dem Schreiben. Angesichts von sechs Millionen Frauen, die in den USA Hormon-Kombinationspräparate einnehmen, addiere sich die Zahl der zusätzlichen Erkrankungen jedoch auf Zehntausende. Auch hier zu Lande greifen immer mehr Frauen zu den Wechseljahren zu Hormonpräparaten. Nach Angaben der Schweizer Pharmaindustrie stiegen die Umsatzzahlen für Östrogen-Gestagen-Präparate in den vergangenen zehn Jahren auf fast das Vierfache an. Birkhäuser sieht jedoch keinen unmittelbaren Grund, Frauen zu einem Abbruch einer Hormonersatztherapie zu raten. Sinnvoll sei aber, «bei der nächsten Routinekontrolle genau zu überprüfen, ob auch weiterhin eine Indikation dafür vorliegt, mit der Hormontherapie weiterzufahren».

Ausschnitt aus dem »TagesAnzeiger«, Zürich, Juli 2002

rechten Brust. Fast spiegelverkehrt an der gleichen Stelle. Auch auf dem Muskel, der aus der Achsel kam. Er war kleiner als der erste in der linken Brust, 6 mm, aber genauso hart. Wie eine Glasmurmel.

Ich fragte mich, wieso dieser kleine Knoten auf der 5 Wochen vorher bei mir gemachten Mammographie* nicht zu sehen gewesen war. Es gab zwei Antworten, die ziemlich das gleiche sagten, wenn auch anders ausgedrückt: Die Antwort meines Gynäkologen war, dass er wohl zu klein gewesen sei und sich erst durch die Aufregungen, den Stress, die Sorgen und die Operationen so schnell hatte entwickeln können. Ein paar Wochen später las ich: »Bereits Millimeter kleine Tumoren – als Schwellenwert werden derzeit etwa 5 mm angegeben – kann der Arzt im Mammogramm erkennen.«[3] – Mein Knoten war 5 Wochen später 6 mm groß.

---

[3] Kaufmann et al., *Brustkrebs*

Die nächste Untersuchung war dann eine brustspezifische Ultraschalluntersuchung: die Magnetresonanztomographie*. Als ich mit dem Bauch auf der Liege lag und über die Vene die Kontrastflüssigkeit gespritzt wurde, wurde es kalt im rechten Arm, und mir kam es so vor, als hörte ich das Plätschern eines Brunnens.

Die Aussage des untersuchenden Arztes irritierte mich. Er erklärte mir, dass er eigentlich nicht sehen könne, ob eine Geschwulst bösartig sei oder nicht. Er könne es nur an der Geschwindigkeit der Färbung sehen: schnelle Färbung = bösartig, langsame Färbung = gutartig. Das Ergebnis war nicht eindeutig: malignomsuspekt! Was fängt man damit an? Krebsverdächtig, beunruhigend. Entscheidung: Operation.

Obwohl es sich nicht um einen Notfall handelte, was so viel heißt, dass man sich einen Eingriff noch ein paar Tage überlegen kann, wollte ich es hinter mich bringen. Ich entschied für mich: sofort. Ich bat darum, mich so lange unter Narkose zu halten, bis das Ergebnis aus dem Labor bekannt war. Ich war

> ☹ gegen eine Gewebeentnahme zur Voruntersuchung (Biopsie*); denn ich hatte überall gelesen, dass wenn es sich um einen streuenden Krebs handelt, dieser Krebs in der Zeit zwischen der Gewebeentnahme und der Operation genügend Zeit hat, sich weiter zu verteilen, evtl. in die Lymphknoten* zu streuen.

Als ich nach der brusterhaltenden Operation der rechten Brust 2 Stunden später im Aufwachraum wieder zu mir kam, war ich nicht in der Lage zu analysieren, was ich hinter mir hatte. Es war das erste Mal, dass sich keiner um mich kümmerte, dass ich einfach da lag und um mich herum hektisches Treiben war. Ich war zu schwach, mich zu wehren. Es gingen mir tausend Gedanken durch den Kopf: Radiotherapie, Chemotherapie*, Tamoxifen... alles vermengte sich. Es war, als ob ich auf einer Mischung aus Wolken und Schnee orientierungslos umherirrte. Ich hatte keine Anhaltspunkte mehr. Meine Gedanken waren wie in Watte gepackt und mir war kalt.

Mein Gynäkologe kam – endlich – nach insgesamt 6 Stunden. Er hatte auf das detaillierte endgültige Resultat aus dem Labor gewartet. Die Nachricht war alarmierend: Wir müssen dringend reden! Es würde nicht gut aussehen. Vor allem das Ergebnis der Kontrastmitteluntersuchung könnte jetzt erst nach der Laboruntersuchung richtig definiert werden. Mein Kopf war wie ein Karussell, es drehte sich alles, Gedanken kamen und schwammen davon. Ich hörte mich fragen, wann, und er sagte morgen früh. Uhrzeit? 10.00 Uhr.

Mein Kopfkissen war nass von Tränen. Ich wurde auf mein Zimmer gefahren. Auf dem Flur vor meinem Zimmer wartete mein Mann. Ihm hatte niemand etwas gesagt, er war beunruhigt, dass ich nach 6 Stunden immer noch nicht wieder da war. Als ich ihn sah, wurde ich wieder ganz ruhig. Ich war nicht mehr allein. Mir fiel das alte Kinderlied ein »Heile, heile Gänschen« (in der Schweiz: »Heile, heile Säge …«). Ich erzählte ihm, was der Gynäkologe gesagt hatte, und bat ihn, am nächsten Morgen dabei zu sein. Er willigte zögernd ein, denn er war der Meinung, dass ich ganz allein über meinen Körper zu entscheiden habe, niemand anders, auch er nicht.

Das Ergebnis der Besprechung hatte ich erwartet und mich seltsamerweise auch schon damit abgefunden. Mastektomie* beidseitig! Mein Mann bemühte sich sehr, mich nicht merken zu lassen, dass es ein Schock für ihn war. Aber er stimmte mir bei und unterstützte meine Entscheidung durch sein uneingeschränktes Einverständnis. Das Vertrauen, das er mir und meiner Entscheidung entgegenbrachte, half mir sehr. Ich nahm meine/unsere Entscheidung inzwischen schon rein vom Verstand her als absolut positiv. Ich war froh, dass wenn schon Krebs, dann einen Krebs, den man »ratzeputz« entfernen konnte, und nicht etwa einen in den inneren Organen versteckten, der evtl. zu spät erkannt worden wäre oder jedes Jahr neu operiert werden müsste, weil er sich schon wieder weiter ausgebreitet hatte.

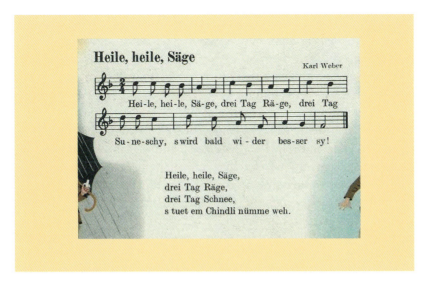

»Chömed Chinde, mir wänd singe«, Hug &Co Musikverlag, Zürich

Es wurde die 5. und bisher letzte Operation. Ich war gefasst und entschlossen, ich war von der Richtigkeit meiner Entscheidung überzeugt. Ich bekam zum ersten Mal eine Bluttransfusion. Über den Fuß. Denn beide Arme waren durch die Lymphknotenentnahme geschädigt und durf-
ten nicht mehr angesto-
chen oder gepresst wer-
den, lebenslänglich. Das
heißt keine Blutentnah-
me, keine Transfusion,
keine Infusion, kein Blutdruckmessen. Dies ist
eine weitere Erkenntnis,
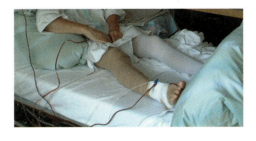
die ich erst nach und nach gewonnen habe (s. Kapitel 4, »Lymph-
ödem«).

Die Operation verlief schnell, glatt, zufriedenstellend. Blutuntersuchung: keine nochmalige Bluttransfusion nötig. Zitat der

Anästhesieärztin: »Die (Patientin) ist so putzmunter, die braucht keine Transfusion mehr.« Die Schwestern schauten mich völlig neutral an, wussten nicht so recht, wie sie mit mir umgehen sollten. Ich sah an mir herunter und sah nur einen dicken voluminösen Verband, der sich in nichts von den vorangegangenen unterschied. Infusion über die Halsvene.

Nach den beiden Narkosen der letzten 3 Tage über die Halsadern ähnelte mein Hals einer Aquarellmalerei in Blau und Gelb. Mit dem Ergebnis, dass der Verband nicht über den Hals fixiert werden konnte und nach geraumer Zeit anfing zu rutschen. Es war ja auch nichts mehr da, an dem er sich hätte »festhalten« können. Information durch den Arzt. Er war sehr beruhigt. 10 ent-

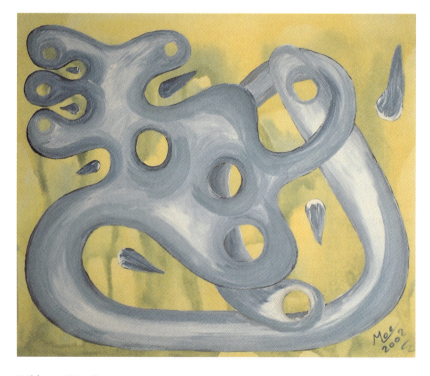

Bild von Rita Berta

fernte Lymphknoten* auf der rechten Seite »sauber« – kein Krebsbefall. Ich atmete tief durch und wusste sofort: KEINE Radiotherapie, KEINE Chemotherapie*. Mir ging es gut.

Die Bewunderung meines Mannes, der mir so intensiv zur Seite stand, beflügelte mich. Als am 3. Tag nach der 5. Operation der Verband abgenommen wurde, waren die drei Hauptschwestern dabei – ich war voller zögernder ungeduldiger Erwartung, wie sich die neue »Plattform« zeigt. Arzt, Schwestern und ich selbst waren alle positiv überrascht, Narben beidseitig sehr symmetrisch, formschön, glatt. Mein neues »Plateau« sieht erstaunlich gut aus, jedenfalls von oben, über Brillenrand und Nasenspitze.

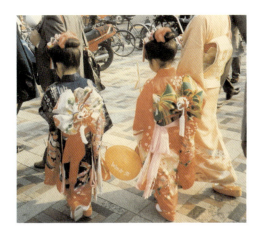

Die Heilung ging voran. Die Anästhesistin kam nochmals und gratulierte mir zu meiner Entscheidung. Sie wäre sehr skeptisch gewesen, aber sie habe ja alles mitbekommen und sie würde jetzt in einem solchen Fall genauso entscheiden. Das tat gut. Der eng gebundene Brustverband erinnerte mich an die Fußbandagen junger Asiatinnen, denen der Tradition folgend die Füße eingebunden wurden, damit sie nicht wachsen konnten und sie dadurch den »anziehenden« Trippelgang bewahrten... bei mir wurde der Brustkorb eingebunden, damit die Narben sich beruhigen konnten.

Das Ergebnis aus dem Labor zeigte, dass sich noch mehrere kleine Krebsherde in der Brust versteckt hatten, die zwar noch nicht zu einem Krebstumor herangereift waren, die aber als Vorstufe galten. Als ich das hörte, hatte ich keinerlei Zweifel mehr an meiner Entscheidung.

Als der Rutschverband am 6. Tag nach der 5. Operation abgenommen wurde, merkte ich sehr schnell, dass meine Hoffnung leider falsch war, dass mit dem Verband das eingeschnürte Empfinden um den Brustkorb herum auch weg wäre. Es war genau gleich. Von »Das geht von alleine« bis hin zu »regelmäßig Atemübungen machen« gab es jede Art von Ratschlägen.

Das routinemäßige Blutdruckmessen auf der Station im Krankenhaus wurde für den Großteil des Pflegepersonals zu einer neuen Erfahrung: Blutdruckbandage am Oberschenkel anbringen und Herzschlagaufnahmeteil in der Kniekehle positionieren. Es ging gut. Allerdings sind meine Oberschenkel auch dünn, so dass die Bandage drum herum passte. Ich hatte gelesen,

> ☹ dass das Zusammenpressen des Oberarms nach Entfernung der Lymphknoten* den Lymphfluss durcheinander bringt, daher darf nach Lymphknotenentfernung an diesem Arm kein Blutdruck mehr gemessen werden. Es könnte ein Lymphödem* entstehen (s. Kapitel 4, »Lymphödem«).

Die Sozialarbeiterin kommt wieder und bringt mir zwei kleine Schokoherzen, eines für jede Brust. Die gedankenvolle Geste tut gut. Ich rede lange mit ihr über ihre Arbeit, über so manches Unverständnis und wie sie seit 30 Jahren versucht, die täglichen Sorgen mit Rat und Tat zu erleichtern, neue Hoffnung zu pflanzen und eine gute Portion Optimismus zu verschenken, Gedanken zu säen, die für die Zukunft zufrieden stimmen und die innere Ruhe wiederherstellen.

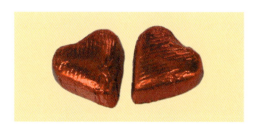

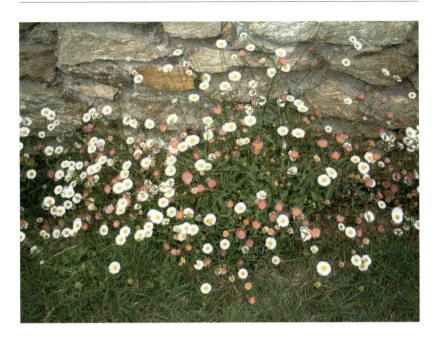

Die Psyche ist das »Immunsystem der Seele«

> **Die Stärke der Psyche ist bei Brustkrebs sehr wichtig.**

Die weibliche Brust steht für vieles im Leben einer Frau. Sie ist rein biologisch für die Ernährung des Säuglings zuständig. Aber sie hat auch viele weitere Facetten: So bestimmt sie die Silhouette der Frau, sie spielt eine ganz große Rolle in ihrem Gefühlsleben, sie gilt als erotischer Anziehungspunkt, sie ist der Körperteil, dessen »Besitz« und Schönheit das Selbstbewusstsein einer Frau sehr stark beeinflusst.

Im Gespräch mit Kolleginnen habe ich den Eindruck gewonnen, dass viele Frauen die Bedeutung ihrer Brust für so wichtig halten, dass sie sie als Teil ihrer Partnerschaft betrachten. Daraus kann sich bei Brustkrebsverdacht eine folgenschwere psychische Spannungssituation entwickeln, die sich selbst in teilweise selbstgemachte Ängste hineinmanövriert. Die zerrissenen Gefühle zwischen Emotion und Verstand machen es allzuoft unmöglich, eine klare Entscheidung zu treffen. Vor allem, wenn die Betroffene sich selbst in der Opferposition sieht.

Es bedarf eines »Interpreten« zwischen Seele und Verstand, der bei Bekanntwerden eines Brustkrebses seelische und körperliche Traumata gar nicht erst entstehen lässt. Es ist – zugegebenermaßen – sehr schwer, in einer so emotionsgeladenen Situation realistisch zu überlegen. Gedanken umkreisen die mögliche Reaktion des derzeitigen oder evtl. zukünftigen Partners, das Spiegelbild, das jeden Morgen im Badezimmer brutal gegenwärtig ist. Die Hoffnung keimt, dass der Krebs noch nicht so weit ist und dass man ihn mit einer brusterhaltenden Operation entfernen kann. Die Aussicht des operativen Wiederaufbaus einer abgenommenen Brust gibt Zuversicht. Die Gefühle und Gedanken schwirren wie in einem Wespennest durcheinander und hinterlassen viele schmerzhafte Stiche.

Und doch muss jede Frau diese Situation schließlich mit sich allein ausmachen. Je eher, je besser. Den Kopf in den Sand zu stecken, könnte bei aggressivem Krebsbefall sehr gefährlich werden. Dem Krebs wird unter Umständen die leichtfertige Chance gegeben, sich ungehemmt im ganzen Körper auszubreiten. Die Kernfrage kann nur lauten:

> **»Was ist wichtiger – mein Leben oder meine Brust?«**

Den Stellenwert der Brust höher anzusetzen als den des eigenen Lebens gleicht einem langsamen und quälenden Selbstmord.

Ich habe nie verstehen können, warum es so viele Frauen gibt, die im täglichen Leben Führungspositionen innehaben, wegen ihrer Stärke und Durchsetzungskraft bewundert werden, völlig selbständig denken und handeln, aber in dieser Situation oft so unentschlossen und gefühlsbetont sind, dass sie sich die Entscheidung über ihren eigenen Körper »aus der Hand« nehmen lassen. Es fehlt ihnen an konzentrierter gebündelter Willens- und glasklarer Entscheidungskraft. Ihre Entscheidungen waren immer weit weg von ihnen selbst. Sie haben sich nicht auf ihre eigene Person bezogen. Nun, in der Situation, in der es dann an die eigene Seele geht, gehört sehr viel mehr dazu, als angelernte Überlegenheit zu zeigen.

Es gibt – so sagt Dr. Vinko Stepanic, Zürich – nur 3 Möglichkeiten: »Zwei Brüste, eine Brust oder keine Brust (mehr).« Wenn der Partner seine Partnerin nur mit 2 Brüsten liebt, sich nicht mit nur einer Brust oder gar keiner Brust abfinden kann, dann frage

ich mich, ob er nur den Busen liebt und die Partnerin als Mensch
für ihn völlig unwichtig ist.

Wenn mich ein Partner wegen eines krebsoperierten Busens
verlassen würde, wäre ich vermutlich zunächst sehr enttäuscht,
aber später käme ich wohl auch zu der Ansicht, dass dieser
Mensch meiner Liebe nicht wert wäre. Daher verstehe ich nicht,
dass es in unseren Breitengraden Frauen gibt, die sich von einem
solchen Verhalten so beeinflussen lassen, dass sie ihr eigenes Leben
riskieren, nur damit der Partner weiterhin »seine« 2 Brüste hat.
Ich habe übrigens noch nie gehört, dass eine Frau ihren Partner
wegen Hoden- oder Prostatakrebs verlassen hätte ...

Die zusammenfassende Kernfrage lautet in vielen Fällen ganz
extrem: »Brust oder Leben?« Beides zusammen ist Grausamkeit in
quälender Fortsetzung bis zum bitteren Ende. »Dann hat die liebe
Seele Ruh!«[4] klingt in diesem Zusammenhang sarkastisch. Aber es
ist ein geflügeltes Wort geworden.

Stärke kann man lernen. Besonders wenn es um das eigene Leben
geht. Und es lohnt sich. Und noch etwas: Wir haben alle schon
davon gehört, dass Brüste amputiert wurden, die gar nicht krebsbe-
fallen waren. Daher ist es unbedingt notwendig, immer zu zwei bis
drei Ärzten zu gehen, um die Diagnose bestätigen zu lassen bzw.
richtigzustellen.

Ich selbst habe das Umgekehrte erlebt. Ich ging zu einem anderen Arzt, als mein Gynäkologe in Urlaub war, und fragte ihn
nach einem Ultraschall, weil ich den Knoten in meiner rechten
Brust tastete (nachdem die linke bereits operiert war). Erste Diagnose: »Das scheint kein Krebs zu sein.« Das wiederum wollte ich
nicht glauben – denn der Knoten fühlte sich ganz genauso an wie
der erste in der linken Brust. »Es müsste noch eine genauere Untersuchung folgen.« Und es war dann doch Krebs. Ich war froh,

---

4 Lukas 12, 19

dass ich nicht lockergelassen hatte und so das Ausbreiten des Krebses in der zweiten Brust vermeiden konnte – ich hatte meinen eigenen inneren Frieden gefunden.

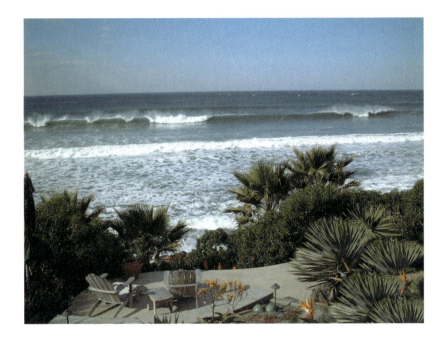

Die ersten 3 Monate nach der Operation sind die wichtigsten

In den ersten Wochen nach der Operation müssen die Weichen für das spätere Wohlbefinden gestellt werden. Es gibt Ärzte, die aufklären, und solche, die meinen, dies sei überflüssig, der Körper regeneriere sich automatisch. Es gibt Broschüren der Krebsliga, es gibt Sozialarbeiterinnen und Selbsthilfegruppen – schließlich kommt es allein auf den Willen der Patientin selbst an, ob sie sich über die vorhandenen Möglichkeiten informieren *will* und sich aktiv daran beteiligt oder ob sie »alles mit sich machen lässt«, ohne selbst aktiv zu sein, also willenlos einen Therapeuten an sich wirken lässt. Die Mentalitäten der Patientinnen sind verschieden. Ich bin ein realistischer Mensch, der ein Ende mit Schrecken einem Schrecken ohne Ende vorzieht.

Ich hatte das Glück, dass ich von Beginn an eine sehr informierte und außerordentlich hilfreiche Sozialarbeiterin im Krankenhaus hatte, die mich mit allen Informationen unterstützte, die sie selbst hatte. Ich las alles über die Krankheit, über die Gefahren, über die Möglichkeiten der Hilfestellung, über Ernährung, Therapie, Sport, Selbstdisziplin. Im Krankenhaus hatte ich dazu uneingeschränkt Zeit. Ich wollte sie nutzen – und ich habe sie genutzt!

Das wichtigste war nun, eine Liste aufzustellen, was alles zu beachten bzw. zu erledigen war:

- Spitex-Anmeldung[5]
- Nachsorgekur
- Physiotherapie
- BH-Einlagen
- Prothesen und Spezialdessous

Spitex-Anmeldung für die Zeit zu Hause

Spitex-Haushaltshilfen in der Schweiz machen nicht alles, aber sehr viel. Sie erledigen die täglichen Arbeiten, die im Haushalt anfallen; Fensterputzen zum Beispiel gehört nicht zu den täglichen Arbeiten, ebensowenig wie Blumenkästen gießen oder Staubputzen. Sie reinigen Boden, Küche und Badezimmer, und wenn man an beiden Armen Lymphödem-gefährdet* ist, bügeln sie auch, wenn man sie darum bittet.

In Deutschland gibt es nichts Ähnliches, sondern lokale, ambulante Pflege und Sozialstationen. Die Patientin sollte bei ihrer Krankenkasse nachfragen, wer für sie in Frage kommt. Für soziale Leistungen: Frauenselbsthilfe nach Krebs e. V., B6, 10/11, 68159 Mannheim, Tel. 0621-24434.

Damit die Krankenkasse diese Haushaltsunterstützung übernimmt, braucht man eine ärztliche Verordnung, die der Patientin den Spitex-Dienst verschreibt. Je nach Schwere der Operationsfolgen geht dies über kürzere oder längere Zeit – entweder wird die Stundenanzahl pro Versorgungszeitraum angegeben oder der Gesamtzeitraum in Monaten. Die Krankenhäuser haben im allgemeinen die erforderlichen Formulare zur Verfügung. Ich kümmerte mich noch während meines Krankenhausaufenthalts darum und meldete mich an, denn eine Kollegin sagte mir, dass die Spitex-Damen ständig im Einsatz seien und teilweise 3–4 Wochen voraus »verplant« sind.

---

5 Die Spitex ist eine Nonprofit-Organisation, die in der ganzen Schweiz ein Netz an Stützpunkten für Hilfe und Pflege zu Hause unterhält

☺ Ich durchforstete meine Versicherungspolice (das berühmte Kleingedruckte), ob Spitex-Kosten evtl. durch eine Zusatzversicherung gedeckt waren. Dann fragte ich bei der Versicherung an, wie oft und wie viele Stunden pro Einsatz sie bezahlt. Antwort: 30mal jährlich à 5 Stunden. Auf meine Frage, ob man die Stunden auch teilen und dann evtl. mehr als 30 Einsätze mit weniger Stunden abrechnen könnte, erhielt ich ein klares Nein. Das hieß für mich: 30 Einsätze pro Jahr bis maximal 5 Stunden pro Einsatz.

☺ Ich rief die Spitex wegen eines Termins an und erfuhr, dass je nach Versicherung der 1. Termin nicht länger als 5 Tage nach der Krankenhausentlassung sein dürfte, sonst werden u. U. die Kosten nicht übernommen.

☺ Zudem erfuhr ich noch erfreulicherweise – da ich seit 30 Jahren Spitex-Mitglied bin –, dass mich 1 Stunde Haushaltshilfe weniger kostet als ein Nichtmitglied.

Die Nachsorgekur

Je nach Schwere der Krankheit gibt es eine zweiwöchige Erholungsbzw. Nachsorgekur in einem Schweizer Heilbad (in Deutschland in einer Klinik oder der Reha). Der Angebot dort ist sehr vielfältig. Aber es gibt auch hier zeitliche Grenzen.

Ich erkundigte mich auch hierüber schon vom Krankenhaus aus, um nicht unbewusst einen Einreich- oder Anmeldetermin zu verpassen und damit eine Chance zu vergeben.

Die Information war sachlich und bestimmt: Die Kur kann verschoben werden, aber oft nicht länger als zwei oder drei Monate nach Entlassung aus dem Krankenhaus (je nach Krankenkasse).

Sie muss bei der Krankenkasse beantragt werden. Formulare gibt es hierzu entweder schon im Krankenhaus oder vom einweisenden Arzt (in Deutschland bei der Krankenkasse).

So ist es in Deutschland

In Deutschland gibt es keine einheitliche Regelung, da die einzelnen Länder, Krankenkassen und Sozialdienste im städtischen und ländlichen Bereich selbst entscheiden können.

Das Pendant zur Schweizerischen Krebsliga ist in Deutschland die Deutsche Krebshilfe e. V., Thomas-Mann-Straße 40, 53111 Bonn, Tel. 0228-29 90 0, E-mail: deutsche@krebshilfe.de.

Grundsätzlich sind Sozialleistungen nach Brustkrebsoperationen möglich. Sie müssen *immer* zunächst vom Arzt verordnet werden, d. h., die Patientin muss beim Arzt nachfragen und dann mit dem Rezept zur Krankenkasse gehen, um dort die Einwilligung für die verschriebene Hilfe zu bekommen.

Der Arzt muss für jede gewünschte Hilfe ein Rezept ausschreiben: für die Haushaltshilfe, die Pflegehilfe, die Reha, für den Büstenhalter, einen Badeanzug oder eine Prothese.

Die von der Krankenkasse übernommenen Beträge decken nicht die wirklichen Kosten; etwa $\frac{1}{3}$ muss die Patientin selbst tragen.

Die Patientin muss sich wirklich um alles selbst kümmern, da ohne Nachfrage und Rezept kaum etwas automatisch abläuft.

Die sog. Erstversorgungsprothese wird in der Schweiz kostenlos von der Schweizerischen Krebsliga abgegeben, wenn die Patientin das Krankenhaus verlässt, um wenigstens optisch »normal« auszusehen. In Deutschland wird sie von der Krankenkasse nur auf Nachfrage im Krankenhaus abgegeben.

Es wird daher in Deutschland allgemein geraten, sich nur in sog. Brustzentren an Brustkrebs operieren zu lassen, da nur dort die Patientin damit rechnen kann, dass sie die Hilfeleistungen angeboten und erklärt bekommt. In einem Allgemeinkrankenhaus müsste das die Stationsschwester übernehmen, was erfahrungsgemäß nur in den seltensten Fällen geschieht.

Physiotherapie beginnt schon im Krankenhaus

Als es mir etwas besser ging und auch ein Teil meiner Lebensgeister so langsam mit der durchs Fenster hereinblinzelnden Sonne wieder erwachte, fragte ich meinen Arzt, wie ich denn meine Beweglichkeit wieder erlangen könnte. Normalerweise mit Gymnastik, aber was durfte ich und was nicht. Ich fragte nach einer Physiotherapeutin. Die meisten Krankenhäuser haben eine eigene physiotherapeutische Abteilung dafür.

Es schien mir absolut wichtig, langsam zu beginnen, die Haut um die Narben herum und die Narben selbst vorsichtig zu dehnen und gleichzeitig die Schultergelenke zu bewegen. Mir war bewusst, dass besondere Vorsicht geboten ist, solange noch Fäden oder Klammern in der Haut sind. Deshalb habe ich auch nicht allein begonnen und einfach ein paar Übungen gemacht, sondern ich habe meine Arme und Schultern von einer Physiotherapeutin bewegen »lassen«. Sie weiß, wie sie die Arme in die richtigen Richtungen bewegen muss. Diese sogenannte passive Therapie schien mir für den Anfang besser als eine aktive Selbsttherapie, bei der man durch Übereifer mehr falsch machen kann als für den Körper gut wäre.

Ich lernte, dass Narben die Tendenz haben, sich zusammenzuziehen. Deshalb sollten sie am Anfang täglich vorsichtig gedehnt werden, bis sie nach etwa drei Monaten ihre glattgedehnte Länge erreicht haben. Narben sollen nach Entfernen der Fäden oder Klammern täglich zweimal eingecremt werden, damit sie weich und geschmeidig bleiben, speziell an der Körperstelle, an der sie sich nun nach der oder den Operationen befinden. Harte Narben lassen sich kaum dehnen, werden zudem manchmal auch noch als Fremdkörper empfunden.

Als die Kräfte wiederkamen hatte ich allmählich Lust und Energie, selbst etwas mit den Armen zu tun. Die Therapeutin sagte mir, welche Übungen und vor allem bis zu welchem Grad ich diese machen dürfe. Vorsichtig an die Schmerzgrenze herantasten, *nie* über die Schmerzgrenze hinaus. Und nicht vergessen, dass u. U.

noch Klammern im Gewebe sind. Die Haut darf nicht ausreißen, und die Narben sollen nicht zu Schaden kommen.

Zusammengefasst:

☺ Schon im Krankenhaus vom behandelnden Arzt Physiotherapie verschreiben lassen.

☺ Die Krankenkasse fragen, wie viele Therapien sie pro Jahr anerkennt. Ob die Therapien während einer Kur genommen werden können oder auch ohne Kur in der Nähe des Zuhauses.

☺ Narbensalbe, von diesem Wort oder besser gesagt dieser Art Creme hatte ich bisher noch nie etwas gehört. Nach Entfernen der Klammern oder Fäden verschrieb sie mir mein Arzt. Ich hörte aber von anderen, dass das nicht jeder Arzt automatisch macht, weil er entweder nicht daran denkt oder der Auffassung ist, das sei unnötig, die Natur sorge schon von selbst für die richtige Heilung, oder auch die Krankenkasse eine Narbensalbe zur Behandlung nicht anerkennt. Der Tip einer Physiotherapeutin hierzu: Nehmen Sie Ringelblumensalbe aus der Drogerie – die ist nicht teuer und tut es auch.

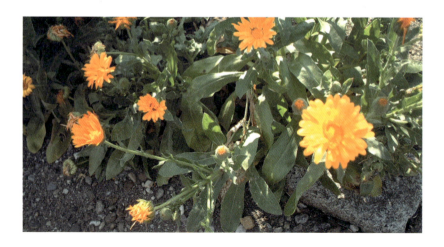

BH-Einlagen von der Krebsliga geben vorübergehend eine schöne Busenform

Bei der Entlassung sind die Narben noch zu frisch und die Haut im Operationsbereich noch zu entzündet und geschwollen, um definitive Brustprothesen oder Büstenhalter-Einlagen tragen zu können. Die Schweizerische Krebsliga gibt pro operierter Brust eine federleichte vorgeformte Einlage kostenlos ab.

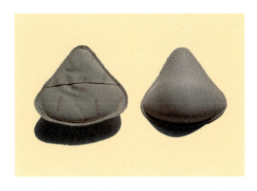

Der Inhalt der Einlagen kann entsprechend der gewünschten Brustform und -grösse vermehrt oder vermindert werden.

Diese Einlagen sind weder schön noch einfach zu handhaben, wenn nichts da ist, was sie festhalten könnten. Aber sie täuschen wenigstens vorübergehend weibliche Formen vor, wenn man das Krankenhaus verlässt und zu Hause alle fragen, wie es geht und dabei ganz scheu oder auch unbewusst am Körper herunterschauen, ob man etwas sieht, dass sich evtl. verändert hat.

Solange die Haut geschwollen ist und die Narben noch nicht verheilt sind, sollte man keinen BH tragen. Generelle Zeitaussage: mindestens 6–8 Wochen nach der Operation (wenn es keine Bestrahlung gibt). Ich konnte mich anfangs mit diesen Müsterli, wie ich sie genannt habe, nicht anfreunden. Dann erinnerte ich mich an den Satz meines Vaters, von zwei Übeln sei das geringere immer noch die bessere Wahl. Danach hatte ich keine andere Wahl, als die Müsterli als Hilfeleistung anzuerkennen, wobei ich ja eigentlich noch von Glück sagen konnte, dass es sich hier um eine Hilfeleistung handelte, die außer wenigen Eingeweihten niemand erkennen konnte.

Ich hatte aus modischen Gründen einige Stretch- oder Baum-

woll/Lycra-Tops mit Spa-
ghettiträgern gekauft,
um sie im Sommer unter
Blusen tragen zu kön-
nen, ganz so wie ich es
während der Pariser
Modenschauen gesehen
hatte. Ideal – ging mir
durch den Kopf. Sie drü-
cken die Müsterli sanft
an den Körper, ohne zu
viel Druck auszuüben –

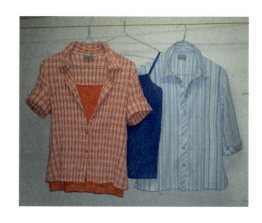

und ganz wesentlich: Ich konnte sie von den Füßen aus am Körper
hochziehen und auch über die Füße wieder ausziehen, ich brauchte sie nicht über den Kopf an- oder auszuziehen, was mir wegen
der Narben unmöglich war. Allerdings konnte ich mich damit
nicht ruckartig bewegen oder schnell laufen, aber dazu war ich
ohnehin zu jener Zeit kaum in der Lage.

Aber das Hemd mit Spaghettiträgern allein war nicht ausreichend. Ich brauchte noch etwas, um Verband oder Pflaster rings-
um – bis in die Achselhöhle – zu »verstecken«. Die Arme konnte
ich noch nicht so recht bewegen, also kein Hemd oder Pulli über
den Kopf ausziehen. Es
blieb mir nur die Alter-
native einer Bluse oder
Jacke. Jacken kamen
gerade wieder in Mode,
ich schaute jeden Mode-
prospekt durch, der aus
der Morgenzeitung fiel,
und machte mir einen
Plan, wo ich vorbeifah-
ren wollte und zu all
dem, was ich schon im
Kleiderschrank hatte,

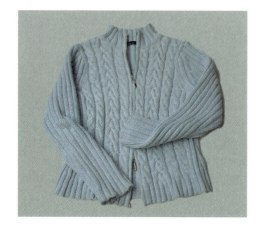

noch als neue unbedingte Notwendigkeit kaufen wollte. Dazu gehörten auch zwei Nachthemden mit Knopfleiste, ich hatte mich immer schon gewundert, warum diese Art Nachthemden »Spitalhemden« hießen. Jetzt wuste ich es.

Nach der Entlassung war mein erster Weg in ein Shopping-Center, mein Mann hatte eine Engelsgeduld mit mir. Ich lebte auf. Zu Hause angekommen, schrieb ich alles der Reihe nach noch einmal zusammen:

> ☺ Im Krankenhaus nach einer Sozialarbeiterin fragen – oder falls nicht vorhanden, die Schwester nach der Telefonnummer der Krebsliga des Wohnkantons fragen. Dort anrufen und um Übersendung der Einlagen bitten; ehemalige BH-Größe angeben.
>
> ☺ Gleichzeitig allgemeines Infomaterial anfordern.
>
> ☺ Jemanden zu Hause bitten, ein elastisches, eng anliegendes T-Shirt mitzubringen oder in meiner Größe für mich zu besorgen – für den ersten Ausgang – und eine Bluse oder eine Jacke, mit Reißverschluss oder durchgeknöpft, da Pullis oder Shirts noch nicht über den Kopf gezogen werden können. Das kommt erst eine ganze Weile später wieder.

Es schien mir wichtig, für die sogenannte Umgebung, mit den gewohnten Formen einer Frau aus dem Krankenhaus nach Hause zu kommen. Es stärkt das Selbstbewusstsein ungemein. Man kann sich dann später immer noch überlegen, ob man evtl. eine Wiederaufbauoperation machen lassen möchte oder nicht. Das ist nicht nur eine Frage des Alters, sondern vielmehr der persönlichen Einstellung zum eigenen Körper. Ich wusste schon jetzt, dass ich keinen Wiederaufbau wollte, ich hatte so viele Fotos in den Broschüren gesehen, wie der Körper zerschnitten wird, um aus Haut und Muskeln (Bauch oder Rücken) eine neue Brust zu formen.

Prothesen und Spezialdessous

Das Wort *Prothesen* hat mich zunächst schockiert. In mir bildete sich die Assoziation zu etwas Hartem, Sichtbarem, etwas Hochtechnologischem. Sicher sinnvoll und für diejenigen, die es benötigen, bedeuten sie auch eine wiedergewonnene Lebensqualität. Doch all das hatte für mich mit einer weiblichen Brust wenig zu tun. Ich ließ mich davon überzeugen, dass diese »Ersatzbrüste« eine ideale Erfindung sind, um Frauen den nach außen sichtbaren weiblichen Part ihres Aussehens wieder zu geben. Diese Einlagen sind mit den zitierten Müsterli nicht zu vergleichen. Sie sind heute so weich und anschmiegsam, in so vielen verschiedenen Größen und Formen erhältlich, dass sich wirklich keine Frau davor fürchten sollte.

Den Kontakt zu einem Spezialgeschäft für Brustprothesen in der Nähe des Wohnorts erhält man entweder von der Sozialarbeiterin des Krankenhauses oder auch über die Krebsliga.

Ich musste berücksichtigen, dass der Brustkorbumfang (das Größenmaß eines Büstenhalters, z. B. 75 oder 80) nach einer derartigen Operation durch die lang andauernde Schwellung und die Gefahr eines Lymphödems* eine Nummer größer sein sollte als vor der Operation. Der Sprung von einer Größe zur nächsten ist jeweils 5 cm. Für Frauen, die an beiden Brüsten operiert wurden, ergibt sich aber eine neue »Rechnung«. Mit einer größeren Unterbrustweite vergrößert sich normalerweise auch die Körbchengröße. Daher gilt nach der Operation als neue Größe nicht nur eine Unterbrustweite größer, sondern auch ein Körbchen kleiner, z. B. vorher 75 B – danach 80 A.

Bei nur einer operierten Brust oder wenn man Büstenhalter hat, die man weiter verwenden könnte, in die eine Tasche für die Einlage oder gar zwei eingenäht werden könnten, gibt es im Kurzwarengeschäft ein Büstenhalter-Erweiterungsgummi, das die Breite des Schließgummis des Büstenhalters hat – und je nach Größe – Verschlusshaken in 2 oder 3 Reihen hat. Dieses Gummi entspricht

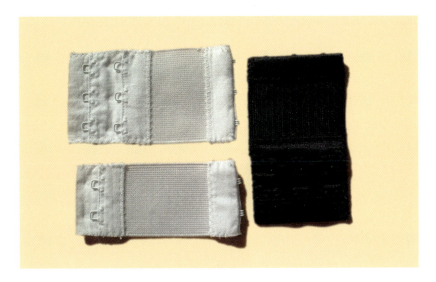

Büstenhalter-Erweiterungs-Gummi

im Umfang genau dieser einen Größe, die man größer tragen sollte, unter Beibehaltung der »alten« Körbchengröße.

Die Sozialarbeiterin erklärte mir, dass jeder Patientin von der
IV-SUVA (Schweizerische obligatorische Invaliden- und Unfallver-
sicherung) pro Jahr für eine operierte Brust CHF 500.– vergütet
werden, und zwar für eine Prothese und – wenn der Betrag aus-
reicht – evtl. noch für einen Büstenhalter. Für zwei operierte Brüste
gibt es CHF 900.– (die Beträge basieren auf den Bestimmungen
des Jahres 2003). Die Berechtigung muss vom Arzt verschrieben
werden. Diese Verordnung sollte zusammen mit dem Antrag auf
Erstattung an die IV-SUVA des Wohnkantons gesendet werden.
Die notwendigen Formulare gibt es entweder schon im Krankenhaus oder auch auf der Gemeindezweigstelle der IV-SUVA.

Als ich erfuhr, dass 2 Einlagen im Doppelpack nicht billiger
sind als zweimal eine Einlage, merkte ich sehr schnell, dass ich mit
dem Erstattungsbetrag des 1. Jahres nach der Operation nicht aus-
kommen würde, weil fast der gesamte Betrag für die (Fachspra-

che:) »Prothesen« verbraucht wird. Für Spezialbüstenhalter, in die man die Einlagen hineinlegen kann, blieb da nicht mehr viel übrig. Sie sind übrigens wesentlich teurer als die normalen BHs, selbst teurer als hochpreisige Spitzendessous. Und was nützte mir die neue Formgebung, wenn ich keine Möglichkeit habe, sie zu tragen?

Ganz unvermutet schoss mir durch den Kopf, dass ich gehört hatte, dass Schwimmen therapeutisch gut sei, die Beweglichkeit der Arme wird im Was- 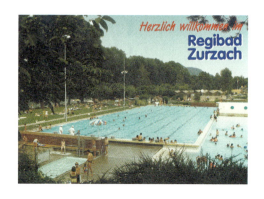 ser leichter trainiert, als wenn man auf dem Trockenen sitzt (oder steht). Wie wäre es mit einem Badeanzug? Gerade wenn man nichts als einen Badeanzug hat, um die Formen des Körpers zu bedecken, sollte dieser doch wenigstens die Formen vortäuschen, die von einer Frau erwartet werden – will man die anderen Schwimmer/-innen nicht gerade verunsichern oder dem sog. Behinderteneffekt unterwerfen, nämlich immer gezielt dran vorbeizuschauen und sich nur nichts anmerken zu lassen, während man darüber leise flüsternd diskutiert.

Nach einer hochinteressanten und für mich sehr lehrreichen Besprechung mit der erfahrenen Dame, die Büstenhalter und Badeanzüge anpasst und verkauft, beschloss ich gemäß dem Erfolgsspruch meines Schwiegervaters »Im Vorrücken verhandeln« wieder meine Krankenkasse zu mobilisieren. Mit Erfolg. Ich erklärte der Krankenkassen-Mitarbeiterin, dass z. B. diese Büstenhalter wirklich täglich gewaschen werden müssten, weil zum einen die Haut darunter schwitzt und zum anderen die Narben eingecremt sind. Eine schon lange abgeschlossene Zusatzversicherung für Hilfsmittel kam für den Differenzbetrag zwischen dem von der IV-SUVA erstatteten Betrag und dem Preis, den ich bezahlen musste, auf.

Im 2. Jahr ist es dann einfacher, wenn die Prothesen da sind und man sich einen neue Büstenhalter anlegen möchte und evtl. noch ein oder zwei Badeanzüge.

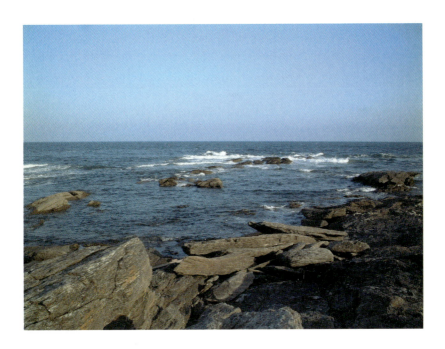

Das Lymphödem

Nach einer Lymphknotenentfernung hängt das Lymphödem* wie ein Damoklesschwert in der Luft. Bei Brustoperationen können in erster Linie die Arme betroffen sein. Mein Chirurg erklärte mir, dass es die Angst eines jeden Operateurs sei, einen winzigen Schnitt zu weit zu gehen und damit ein Lymphödem zu provozieren. Denn ist es erst einmal da, kann man es fast nicht mehr rückgängig machen.

Ich las soviel wie möglich, um dem Damoklesschwert keine Chance zu geben, mich zu berühren, und lernte, dass die Lymphe eine Körperflüssigkeit ist, die – wie das Blut – in eigenen Bahnen durch den ganzen Körper fließt. Sie ist der »Wächter« des Körpers und 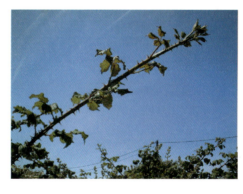 sorgt dafür, dass Störenfriede und Eindringlinge die Schwelle zu den Blutbahnen nicht überschreiten können. Ihre Aufgabe ist es, Bakterien, Viren und sonstige Eindringlinge unschädlich zu machen, sie sozusagen auf biotechnischem Weg zu entsorgen oder zu recyceln – z. B. bei einem Schnitt in den Finger, einem Mückenstich, einem Sonnenbrand, einer Nagelbettentzündung oder auch bei Verletzungen an Dornen, z. B. beim Brombeerpflücken.

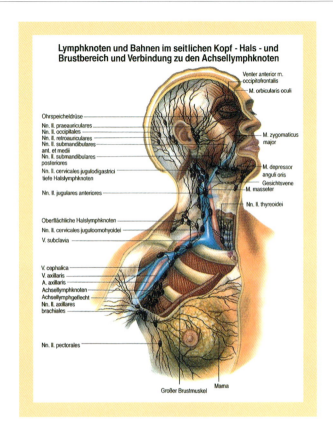

Ausschnitt Lehrtafel »Lymphsystem des Menschen«,
Rüdiger Anatomie Verlag GmbH, Berlin

Die Lymphe tauscht sich in den sogenannten Lymphknoten* (auch Lymphdrüsen genannt) aus. Dies sind die Kreuzungspunkte der »Straßen«. Es gibt einige hundert Lymphknoten im Körper – an Hals, Achseln, Lenden, Bauch usw. In den Achseln soll es zwischen 40 und 60 linsengroße Lymphknoten geben, die so geschickt in das umliegende Fettgewebe eingepackt sind, dass sie nur schwer erkennbar zu sein scheinen, was ihre Entnahme so schwierig macht. Wenn sich der Brustkrebs ausbreitet, d.h. er erst in einem fortgeschrittenen Stadium entdeckt werden konnte, nistet er sich zunächst in die Lymphknoten ein. Von dort aus gelangt er dann in die Blutbahnen und kann so im ganzen Körper Ableger (sogenannte Metastasen*) hinterlegen.

Um überprüfen zu können, ob sich der Krebs schon ausgebreitet haben könnte, werden Lymphknoten entfernt. Manche Ärzte entnehmen nur einen Knoten, andere mehrere. Es gibt derzeit eine medizinische Untersuchung im Krankenhaus Oberhaching in München, mit dem Ziel, nur noch einen einzigen Lymphknoten zu entfernen. Hierzu wird eine Kontrastflüssigkeit gespritzt, und der der Brust nächstgelegene Lymphknoten (auch Sentinel* = Wächterknoten genannt) wird dadurch geortet. Es soll dann nur noch dieser Knoten entfernt und untersucht werden. Aber die Untersuchung ist noch nicht abgeschlossen. Derzeit entnehmen die meisten Ärzte lieber einen Lymphknoten zuviel als einen zuwenig, um einen evtl. Krebsbefall so früh wie möglich zu erkennen.

Die Lymphe ist eine sensible Flüssigkeit und durch die Entfernung ihrer »Meeting points« (der Treffpunkte, Kreuzungen, Lymphknoten) so verwirrt, dass sie zunächst nicht weiß, wo sie nun hin soll. Sie versucht, über noch bestehende Umweggefäße abzufließen. Wenn die jedoch nichts mehr aufnehmen und abtransportieren können, kommt es zum Stau und Anschwellen des Arms (oder Beins). Die Gefahr, dass die Lymphe nicht mehr abfließt und sich staut, ist permanent vorhanden. Dadurch ist ein Lymphödem* ab dem Zeitpunkt der Entfernung der Lymphknoten ständig latent vorhanden.

Sicher hatte ich schon von Lymphdrainage* gehört, konnte sie aber bis dahin nicht zuordnen. Es ist die Bezeichnung für das Abführen der Lymphflüssigkeit durch massierende Bewegungen. Unterstützend dazu sollte man selbst die Aktivität der Lymphgefäße durch mechanische Reize, sprich gymnastische Übungen, anregen, die durch das Bewegen der Armmuskeln eine entstauende Wirkung haben. Dies macht prophylaktisch wenig Sinn, bei einem vorhandenen Lymphödem muss sie vom Arzt verschrieben werden.

Was konnte ich nun tun, oder wonach sollte ich mich richten, um ein Lymphödem zu vermeiden? Ich musste akzeptieren, mich einzuschränken, zurückzunehmen, aber nicht in eine Lethargie zu verfallen.

Das, was man vor der Operation gemacht hat, kann man – mit einigen Ausnahmen – auch danach machen, wenn auch manchmal etwas weniger. Hier eine Liste dessen, was die Lymphflüssigkeit in den Armen irritieren könnte:

- ☹ Blutdruckmessen an diesem Arm;

- ☹ jegliches Einstechen in eine Blutbahn des betroffenen Arms (wie Blutentnahme, Bluttransfusion, Infusion);

- ☹ Insektenstiche (wenn ein Insekt gestochen hat, den Stich möglichst sofort desinfizieren und ein Pflaster darauf kleben – ich habe seit meiner Operation immer kleine Desinfektionstüchlein und Pflaster in der Tasche);

- ☹ feuchte Wärme, wie Thermalbaden, Dampfbügeln, zu heiß baden oder duschen;

- ☹ zu schwere Gegenstände heben (ab etwa 3 kg);

- ☹ Handtaschen mit dünnem Gurt auf den Schultern tragen;

- ☹ weit ausgreifende Armbewegungen wie Fenster putzen, Heu rechen, Staub saugen, Wäsche aufhängen, Markisen eindrehen;

- ☹ Sonnenbrand auf den Armen oder am Hals;

- ☹ Verletzungen, Schnittwunden, Nagelbettentzündungen;

- ☹ Dornenstiche oder Kratzverletzungen von Katzen;

- ☹ beim Kochen, Grillen und Backen aufpassen, dass die Arme nicht in die heiße »Gefahrenzone« geraten.

Ich musste mich sehr disziplinieren, um die bisher als unbedeutend angesehenen kleinen Verletzungen ernst zu nehmen und einer evtl. Entzündung sofort durch Desinfizieren entgegenzuwirken. Die Begriffe »schwer« und »zu warm« sind natürlich unterschiedlich definierbar. Meine Arme helfen mir, die Grenzen zu bestimmen, sie melden sich, sie signalisieren von innen heraus, dass das, was ich da gerade gemacht habe, an der Grenze war. Der Körper wehrt sich. Ich musste lernen, diese Abwehr sofort zu respektieren, sonst könnte es zu spät sein.

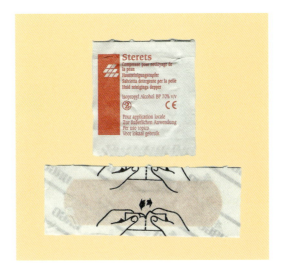

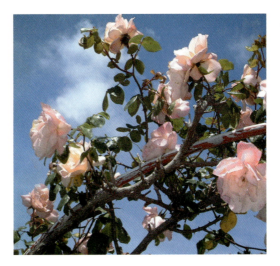

Es gibt aber noch eine andere Gefahr der Infektion als durch Nagelbettverletzungen, Dornenstiche, Schnitte, Katzenkratzer usw., erklärte mir die Physiotherapeutin: die Wundrose (lat. Erysipel). Eine Infektion, die sich speziell über die Lymphwege verbreitet. Sie beginnt mit Fieber (bis zu 40 Grad) und Rötung des Arms, wird oft anfänglich mit einer Grippe verwechselt. Wenn sie nicht rechtzeitig erkannt wird, kann sie eine lebensbedrohende Form annehmen.[6]

Noch ein Gedanke, der mich nicht loslässt, der jedoch sicherlich Aufschreie unter Radiologen* hervorruft: Die Frage, ob die Achseln nach Entnahme einiger Lymphknoten* in die vielleicht doch notwendige Strahlentherapie einbezogen werden sollen oder nicht.

Die überwiegende Mehrheit der Ärzte sagt Ja; eine Minderheit sagt Nein, wenn keine Metastasen* vorhanden sind. Ich gehöre zu dieser Minderheit. Aber auch Ärzte gehören dazu, wie R.P. Müller in seinen Ausführungen in *Management des Mammakarzinoms* im Kapitel »Bestrahlung der regionären Lymphknotenregionen« schreibt: »Die Kenntnis der bekannten Risiken der postoperativen Axillarbestrahlung verpflichtet den Radioonkologen, sich um umfassende Informationen über die durchgeführte Operation und zur Pathohistologie zu beschaffen und erst danach die Indikation zur Bestrahlung zu stellen. Es gilt in diesem Fall zwischen dem Nutzen und den möglicherweise erhöhten Spätfolgen einer zusätzlichen postoperativen Therapiemaßnahme abzuwägen.«[7]

Eine Bestrahlung irritiert die Lymphe erheblich. Eine Physiotherapeutin brachte es auf den Punkt mit dem Satz: »Ich sehe viel mehr Lymphödeme an Patientinnen, deren Achsel mitbestrahlt worden ist, als an solchen, deren Achsel nicht bestrahlt wurde.«

Die Reha Clinic in Zurzach (Schweiz) behandelt Lymphödeme auch stationär. Sie hat eine eigene Angiologie-Abteilung[8] und gilt als einzige Schweizer Klinik, die einen kantonalen Leistungsauftrag zur angiologischen Rehabilitation wahrnimmt, worunter speziell auch die komplexe physikalische Therapie beim ausgeprägten Lymphödem gehört.

---

[6] Vgl. *Wörterbuch der medizinischen Fachausdrücke*, Goldmann, München 1999

[7] Kreienberg, R.T. et al. (Hrsg.): *Management des Mammakarzinoms*, Springer, Berlin 2002

[8] Die Angiologie ist ein Teilgebiet der Inneren Medizin. Sie beschäftigt sich mit Gefäßerkrankungen

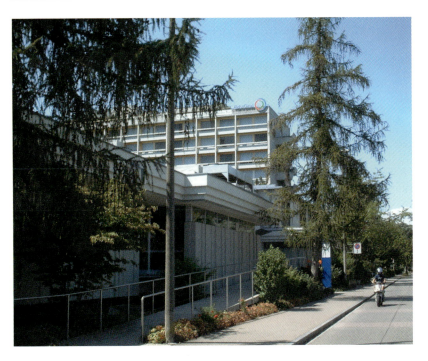

Die Reha Clinic in Zurzach, Schweiz

Lebenslängliche Nachsorge

Therapie – Narbenbehandlung – Eigeninitiative – Disziplin

Der Mensch neigt dazu, es anderen anzulasten, wenn etwas nicht so läuft, wie er sich das vorstellt. Meist ist es jedoch so, dass er selbst nicht genügend dazu beigetragen hat.

Natürlich ist jeder Körper anders, und jede Frau reagiert anders. Aber eine gewisse Portion Selbstdisziplin und positives Denken hilft über manche Stolperstufe hinweg. Regelmäßigkeit ist gefragt, sich selbst in die Pflicht zu nehmen eine tägliche Aufgabe – ohne Übertreibung, denn die würde wieder ins Gegenteil führen.

Ich hatte gelesen, dass die Narben täglich morgens und abends mit Creme eingerieben werden sollten und leichte Massagebewegungen brauchten, um geschmeidig zu bleiben und sich von den unteren Hautschichten zu lösen, d. h. nicht mit den darunter liegenden Hautschichten zu verwachsen und dadurch unbeweglich zu werden. Narben neigen dazu, »zurückzuspringen«, die Beständigkeit der Dehnung tritt erst nach etwa drei Monaten ein. Sie muss aber durch tägliche Massage und Gymnastik jeweils erneuert werden.

Ich hatte kleine Hautkrater an den Stellen, an denen die Redons*, die Blut- und Serumaufnahmebehälter, befestigt waren. Ich behandelte sie ebenso wie die Narben, um zu vermeiden, dass sie sich an ihre Kraterposition gewöhnen würden und die Löcher immer sichtbar blieben, zusätzlich massierte ich sie, indem ich die Haut an dieser Stelle massierend auseinanderzog.

Die Schultern und die Oberarme brauchen jeden Tag Gymnastik bzw. Dehnübungen, sonst werden die Gelenke steif. Das kann-

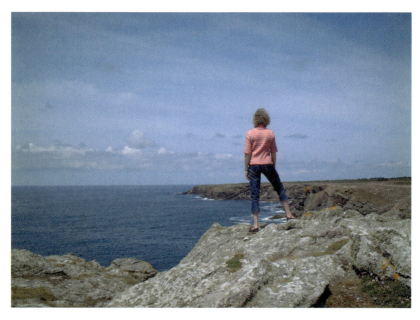

An der Schmerzgrenze: Ein kleiner Schritt zu viel könnte fatale Folgen haben.

te ich schon aus dem Fitness-Studio, gemäß dem alten Spruch »Wer rastet, der rostet«.

Schulterübungen gehörten schon vor der Operation zu meinen Favoriten, um meine verkrampfte Nackenmuskulatur vom stundenlangen Computer-Schreiben zu lockern. Einige Übungen[9] erklärte mir der Arzt, einige entnahm ich einer Broschüre der Krebsliga, weitere zeigte mir die Physiotherapeutin. Bei ihr holte ich mir dann auch die Bestätigung, dass ich meine bekannten Übungen weitermachen durfte. Allerdings achtete ich sehr darauf, bei allen Bewegungen *nur bis an die Schmerzgrenze* zu gehen – nicht darüber!

Ich habe auch die Zeit vor dem Einschlafen oder im Sessel genutzt, indem ich beispielsweise die Hände hinter dem Kopf zusammengefasst und die Ellenbogen auf die Kopfkissenecken oder an

---

[9] Fotos und Beschreibungen der Übungen im Anhang

die Rückenlehne gelegt habe, so dass der Brustkorb
und die Achseln sanft ge-
dehnt wurden. Was ich
nicht realisiert hatte, war,
dass der Brustkorb auch
durch Atemübungen[10] ge-
dehnt werden kann, um
die nun stramm um ihn
herum gezogene Haut zu
dehnen.

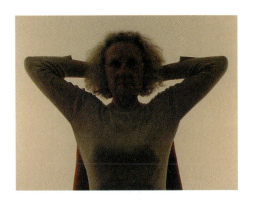

Ich nahm Atemübungen neu in mein tägliches Bewegungspro-
gramm mit auf. Wenn ich irgendwo warten musste, im Sessel saß
und Zeitung las oder auch vor dem Einschlafen oder nachts zwischen Aufwachen und wieder Einschlafen. Möglichkeiten gibt es
eigentlich mehr als genug, mir musste es nur in den Sinn kommen.
Ich wollte unter allen Umständen vermeiden, dass ich mir unbewusst eine sogenannte »Schonatmung« zulegte, die im Laufe der
Zeit weiter durch vorgezogene Schultern in einer konstanten Fehl-
haltung endet.

Die Haut auf dem Brustkorb und besonders um die Narben herum
ist sehr empfindlich. Als die durchtrennten Nerven sich wieder neu
»eingerichtet« hatten und keinen Schmerz mehr signalisierten,
wenn ich beim Eincremen darüberfuhr, habe ich auf Anraten der
Physiotherapeutin langsam begonnen, die Gefühlsaufnahme wieder zu aktivieren, z. B. durch sanftes Darüberstreichen mit verschiedenen Geweben, wie einem Seidenschal, einem Frotteetuch, einer
Strickware, einem Baumwolltuch usw., damit die Haut wieder
etwas »abgehärtet« wurde und sich nicht bei jedem störenden Tex-
til meldete.

Es kam mir vor wie in der Schule: Abschreiben nutzt einem
selbst auf Dauer nichts – auf meine Situation bezogen, bedeutet es

---

[10] Atemübungen von den Therapeuten erfragen

– zuschauen bei anderen nutzt mir selbst nichts. *Ich muss es selbst machen.*

Wer vor einer solchen Operation Sport getrieben hat, sollte es auch danach tun. Ob gerade Tennis oder Golf die richtigen Bewegungen sind, wage ich zu bezweifeln. Fitness allgemein regt den Blutkreislauf an, stärkt die Muskeln, die wiederum die Lymphtätigkeit unterstützen und sie durch ihre Bewegungen in ihre neu gefundenen Bahnen leiten können.

Die Bewegungstherapie der Hände gehörte zu den ersten, die ich lernen musste, weil sie den Lymphfluss in den Armen unterstützen: Die Fäuste mehrmals hintereinander ballen – große Faust – kleine Faust (die Finger nur bis zur Innenhandfläche krümmen, nicht bis zum Handballen). Auch diese Bewegungen mache ich immer dann, wenn ich gerade daran denke. Mehrmals täglich, 10- bis 15mal jeweils.

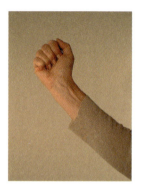 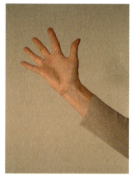 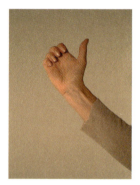

Die Gefühllosigkeit in der rückwärtigen Oberarmhaut beunruhigte mich. Gespräche mit Ärzten und Therapeuten ließen wieder Ruhe einkehren: Das Gefühl käme wieder; es könnte allerdings bis zu 6 Monaten und länger dauern, bis die Hautnerven sich neu sortiert haben und Gefühl oder Schmerz an das Nervenzentrum im Gehirn senden können. Ein Nervenarzt allerdings räumte ein, dass das Gefühl evtl. gar nicht mehr zurückkäme.

Die Schmerzen im rechten Oberarm begleiteten anfangs jede Armbewegung. Die Therapieratschläge waren unterschiedlich: von »gehen von alleine weg« bis »eincremen«. Aber eine Äußerung blieb mir im Kopf: »Sollten Sie an ein und dergleichen Stelle vier Wochen lang die gleichen Schmerzen haben, ohne dass sie sich auch nur ein ganz klein wenig verändern, wandern, verschlimmern, erleichtern, fragen Sie einen Neurologen. Er kann diese Phase medikamentös im Gehirn unterbrechen, damit das Gehirn diesen Zustand nicht als chronisch einstuft und Sie von da an mit diesen Schmerzen leben müßten.«

Ich hatte etwas von Narbenentstörung gehört, konnte mir aber darunter nichts vorstellen. Die Therapeutin erklärte mir: »Durch die Schnitte in den Körper, die dann vernarben und wieder heilen, werden die Energieströme durch den Körper unterbrochen. Um diese Energieströme wieder zu aktivieren, werden Narben mit einem kleinen Metallgegenstand sanft touchiert, damit sie sich von den darunter liegenden Schichten besser lösen und den Energiefluss wieder in Gang setzen können. Es werden dadurch alle Zellen angeregt, auch evtl. noch nicht erkennbare bösartige Zellen.«

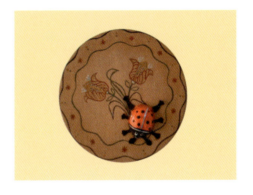

Dies bedeutete für mich: Vorsicht geboten! Ich ließ es lieber von selbst zwicken oder stechen und wusste, dass der Körper sich seine Wege selbst freikämpft, ohne evtl. unerwünschte Zellen gleichzeitig zu aktivieren.

Eindringlich waren die Ermahnungen von vielen Seiten, die Folgeuntersuchungen ernst zu nehmen. Nach den ersten 3 Monaten zur Blutuntersuchung, zum Ultraschall der Bauchorgane. Nach weiteren 3 Monaten das gleiche nochmals. Dann nach 6 Monaten und dann nach einem Jahr wieder, zusätzlich nach einem Jahr noch eine Knochenszintigraphie*. Ich schrieb mir die Termine in meinen Kalender, um sie nicht zu verpassen. Mir war eigentlich klar, dass dies meine ureigenste Aufgabe war, schließlich kann der behandelnde Arzt nicht für jede seiner Patientinnen einen eigenen Kalender anlegen.

Ich bekam noch einen Rat von meinem Gynäkologen, der mich sehr verwirrte: »Weiter tasten.« Bei einer brusterhaltend operierten Brust hätte mir das eingeleuchtet, nicht aber nach einer Mastektomie*. Aber es könnte sein, dass sich kleine Rezidive* entlang der Narben bilden. Seitdem gebe ich dem Krebs an den Stellen, die ich selbst kontrollieren kann, keine Chance. Ich behalte ihn im wahrsten Sinne des Wortes »im Griff«.

Kurz nach meiner Entlassung ging ich zu einer Augendiagnose, weil ich das Gefühl hatte, meine Augen seien schlechter geworden. Es waren auch wieder 2 Jahre seit der letzten Untersuchung vergangen. Nachdem ich den Zettel ausgefüllt hatte, auf dem nicht nur die Personalien, sondern auch etwaige Medikamente und Krankheiten aufgeführt werden sollten, holte mich ein Inder in dieses winzige dunkle Kämmerchen, das mich noch bei jeder Augenuntersuchung verunsichert hatte. So auch diesmal. Der indische Augendiagnostiker leuchtete mit einer kleinen Taschenlampe in meine Augen. Ich sah etwas, was ich noch nie vorher gesehen hatte. Während er die Pupille und die Iris anleuchtete, sah ich eine ausgetrocknete Wüste mit bizarren, sehr unregelmäßigen Trockenfurchen. Die Wüste war hellbraun, die Furchen waren rotbraun. Auf meine Frage hin, sagte er mir, das seien die Nervenbahnen hinter den Augen. Er schaute noch eine kleine Weile weiter mit der Taschenlampe und erklärte mir dann, dass mein Körper keinerlei Krankheiten aufweise. Dann erklärte er mir weiter, er habe so lange gebraucht, weil er feststellen wollte, ob meine Augen hinter der Iris klar seien, um einen Ausgangspunkt bzw. Vergleichspunkt für die nächste Jahresuntersuchung festzulegen. Das Medikament Tamoxifen sei dafür bekannt, dass es gerne kleine Kristalle hinter den Augen ablagert, die die Sicht beeinträchtigen könnten. Aufgrund dieser Aussage beschäftigte ich mich erstmals mit Augendiagnose und erfuhr, dass die Augen in ihrer Form und Farbe genetisch festgelegt sind und eigentlich ein Pendant zu einem Fingerabdruck sein könnten. Anhand der Farbstrukturen und Unregelmäßigkeiten können Augendiagnostiker Funktionsstörungen im Gesamtzustand des Menschen erkennen. Ihre Erfahrungen dienen eher diagnostischen Zielen, sie sollen kein Ersatz für (schul-) medizinische Methoden sein.

Manchmal braucht es einen zweiten Anstoß, um etwas zu realisieren, so war es auch mit der Augendiagnose. Ein halbes Jahr später erzählte mir eine Ärztin, die ich per Zufall kennengelernt hatte, von ihren Forschungsarbeiten, und plötzlich sagte sie zu mir: »Bekommen Sie jetzt gerade Wallungen?« Es stimmte, die Wallungen waren gerade in der Anfangsphase, mein Körper war noch normal temperiert. Völlig überrascht fragte ich sie, woher sie das wisse, und sie sagte mir: »Das sehe ich an Ihren Augen.« Da fiel mir der Augendiagnostiker wieder ein, und ich bezog seine Aussage, dass mein Körper keinen Krankheitszustand aufweise, dann auf die vorsichtige Formulierung der untersuchenden Ärzte des Krankenhauses: »Keine erkennbaren Metastasen.« Die Augendiagnose faszinierte mich.

Krebsdiät – zwischen Mythos und Unwort[11]

Das Wort Krebsdiät geistert durch viele Schriften, Bücher, Vorträge usw. Meines Erachtens gibt es sie gar nicht – ich meine auch, dass sie nicht gut wäre, denn Diäten haben die Eigenschaft, dass sich nach einiger Zeit Mangelerscheinungen einstellen, die eine gesundheitliche Ausgewogenheit aus dem Gleichgewicht bringen.

Viel richtiger ist meiner Meinung nach eine gesunde, ausgewogene, vitamin- und mineralstoffreiche, aber fettarme Ernährung, die das Immunsystem stärkt. Wenn Zellabnormitäten nur entstehen können, weil das Immunsystem zu schwach ist, entartete Zellen frühzeitig zu eliminieren, muss das Immunsystem gestärkt werden, und das geht ganz ohne Diät, sondern mit gesunder Ernährung.

Treibhausobst und -gemüse, überdüngte Felder (Nitratwarnungen), Genmanipulationen, Futtermittelskandale, mit Bakterien oder Antibiotika verseuchte Hühner und ähnliches sorgten in den letzten Jahren für ständige Umorientierung in der Ernährung. Pestizide, Fungizide, Insektizide werden gespritzt, Kunstdünger soll die Sonne ersetzen, ausgelaugte oder verseuchte Böden, die mit künstlichem Urin gedüngt werden, BSE, Maul- und Klauenseuche usw.

---

[11] Die sprachkritische Aktion »Unwort des Jahres« kürt im Kreise einer Jury seit 1991 alljährlich sprachliche Fehlgriffe in der öffentlichen Kommunikation. Basis für die Wahl sind Vorschläge aus der gesamten deutschsprachigen Bevölkerung. Entscheidend ist hierbei nicht die Zahl der Nennungen eines Vorschlags, sondern »ein besonders krasses Mißverhältnis von Wort und bezeichneter Sache«, so Jury-Sprecher Prof. Dr. Schlosser (www.unwort.de).

Wie kann Sonnenlicht in die Lebensmittel kommen, wenn es von Plastikplanen oder künstlich temperierten Treibhäusern abgehalten wird? Unsere Lebensmittel brauchen genauso Sonne wie wir Menschen. Ohne Sonne kein Leben, auch bei den Lebensmitteln, die ja schließlich die »Mittel zum Leben« sein sollen. Die Gemüse, Salate und Früchte, die im Glashaus groß geworden sind, kommen mir vor wie Menschen in einem Wachsfigurenkabinett. Sie sehen perfekt aus und halten ewig, haben aber kein Hauch von Leben.

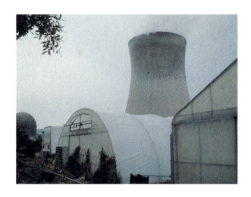

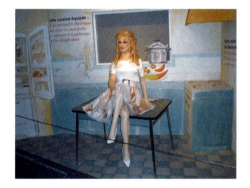

In den letzten 50 Jahren ist der Mineralstoffgehalt von Obst und Gemüse um 60 % zurückgegangen, ebenso wie die Vitamine.

Dr. György Irmez von der Gesellschaft für biologische Krebsabwehr fand heraus, dass der Vitamin-C-Gehalt von Äpfeln in nur 11 Jahren um 80 % abgenommen hat, dass Brokkoli nur noch die Hälfte der Folsäure aufweist und in Bananen bei Vitamin B_6 sogar ein Rückgang von 96 % zu verzeichnen ist.[12] Die Mangelzustände, die sich eingeschlichen haben, bewirken, dass der Körper anfälliger gegenüber Krankheiten wie Krebs wird.[13]

---

[12] Aus der Zeitschrift *Bio*, Nr. 4/2002, Ritter Verlag, Tutzing
[13] Ebd., Zitat Prof. Dr. Heinz Liesen, Präventiv- und Sportmediziner

Ich selbst halte es mit der Zahl sieben (7): Lebensmittel in sieben verschiedenen Farben pro Tag, ein Versuch, von allem etwas an Vitaminen, Mineralstoffen und Spurenelementen aufzunehmen (siehe Liste auf der nächsten Seite).[14] Wir essen heute weniger, obwohl wir täglich größeren Belastungen in Beruf, Freizeit und Umwelt ausgesetzt sind.

Von deftiger Hausmannskost zur Nouvelle cuisine und zurück zur Natur ist ein Riesenslalom in der täglichen Ernährung. Um ausreichend Vitamine und Mineralstoffe zu bekommen, muss man heute schon zu Exoten greifen (ohne selbst zu einem Exoten für andere zu werden).

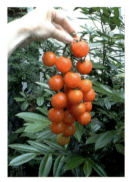

Ich achte beim Einkauf besonders darauf, dass Gemüse und Obst im Winter wintergerecht sind (z. B. Kohlsorten, Wurzelgemüse), dass sie nicht im Treibhaus herangezogen wurden, wie die meisten heute erhältlichen Tomaten beispielsweise, sondern unter natürlicher Sonne reifen konnten. Ich kaufe im Winter keine Sommerfrüchte, es sei denn aus Ländern, in denen dann wirklich Sommer ist, und man davon ausgehen kann, dass die Sonne ihnen das farbige Aussehen und den vollen Geschmack gegeben hat. Diese Früchte (z. B. Mangos, Papayas, Physalis[15]) sind heute keine Raritäten mehr, kann man sie doch in allen großen Supermärkten kaufen. Ich kann mir einfach nicht vorstellen, dass halbkranke Früchte oder Gemüse zur Stärkung des Immunsystems beitragen können. »Im Zweifel lieber nicht kaufen« ist heute meine Devise. Lieber Süd-

---

[14] Die mystische Zahl »sieben« stammt wohl aus der Bibel und wird heute häufig verwendet: die sieben Zwerge, die sieben Derwische, die sieben guten/fetten Jahre, »über sieben Brücken musst du geh'n« … usw.

[15] Physalis ist eine kirschgroße gelbe Beere, die aussieht wie ein japanischer Mini-Lampenschirm. Sie beinhaltet sehr viel Vitamin C und schmeckt leicht säuerlich, weshalb sie auch Cap-Stachelbeere genannt wird.

Farbe	Obst	Gemüse + Kräuter
rot	Johannisbeeren Himbeeren – Kirschen Erdbeeren – Granatäpfel Preiselbeeren	Tomaten – Paprika rot Peperoni – Radieschen rote Beete (Randen) Radicchiosalat – Rotkohl
gelb	Bananen – Zitronen Ananas – Honigmelonen Papayas – Physalis Grapefruit – Mangos gelbe Pflaumen	Mais gelbe Paprika gelber Kürbis
orange	Klementinen – Kaki Orangen – Kumquat Pfirsiche – Aprikosen	Kürbis Karotten
grün	Äpfel Granny Smith Kiwi Trauben Stachelbeeren Limetten	Artischocken – Erbsen Avocados – grüne Bohnen Brokkoli – Grünkohl Salate – Zucchini Rosenkohl – grüne Paprika Gurken – Mangold
blau violett bordeaux	Brombeeren Heidelbeeren Zwetschgen Kranbeeren Passionsfrucht rote Trauben	Rotkohl Kidney-Bohnen Auberginen rote Zwiebeln
weiß beige		Knoblauch – Spargel Porree – Sellerie – Rettich Blumenkohl – Fenchel Chicorée – Weißkohl Kohlrabi
braun	Nüsse	Kartoffeln – Pilze Linsen – Wurzelgemüse

früchte und Gemüse aus der Tiefkühltruhe oder Dosentomaten zum Beispiel, die meist bis kurz vor der Verarbeitung an Ort und Stelle reifen dürfen, was Verluste in der Konservierung wieder wett macht.[16] Gefrierspinat ist oft besser als frischer, der nach einem Tag im ungekühlten Gemüseregal bis zur Hälfte seines Vitamingehalts verlieren kann.[17]

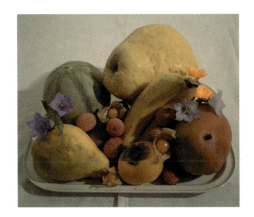

Getränke sind die Regulatoren für vieles im Körper

2–3 Liter täglich spülen Gifte aus, regeln die Verdauung, lassen die Haut jünger und frischer aussehen. Es gibt viele Gründe. Trotzdem regt sich vorsichtiger Widerwille. Ständig trinken, ständig auf die Toilette gehen, selbst nachts zwei- bis dreimal. Mineralwasser (möglichst ohne Nitrat), Säfte, Zitronenlimonade[18] oder Tees. Es gibt so viele verschiedene Sorten und Möglichkeiten, dass wirklich für jeden etwas dabeisein sollte, ohne langweilig zu werden. Man muss sich zwingen, immer wieder zwischendurch ein paar Schluck zu nehmen. Die Menge summiert sich für mich dann leichter, als wenn ich jeweils ein großes volles Glas vor mir stehen habe und austrinken muss.

---

[16] Aus »Kostbare Früchte«, Magazin *Focus*, Ausgabe Nr. 15/2002

[17] Ebd.

[18] Über Zitronenlimonade freuen sich übrigens auch Schnittblumen. Sie danken es mit mindestens doppelter Haltbarkeit.

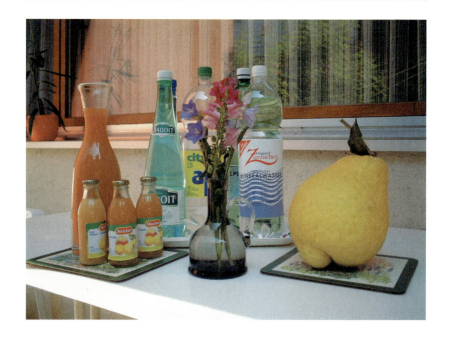

Soja wird zum uralten neuen Medienfavorit

Es gibt immer mehr Veröffentlichungen über die Häufigkeit von Krebs durch ungesunde Lebensweise. Statistiken zufolge erkranken Japanerinnen fünfmal weniger an Brustkrebs als Europäerinnen oder Amerikanerinnen. Das offene Geheimnis ist ihre traditionelle asiatische Ernährung, die einen großen Anteil an Sojaprodukten enthält.

Der einjährige, rasch wachsende Sojastrauch wird auch heute noch hauptsächlich in Süd- und Ostasien (China, Indien, Indonesien, Philippinen) angebaut und kommt ursprünglich aus China. Diese bis zu 1 m hohe Pflanze gilt seit Jahrhunderten als Grundnahrungsmittel der Ostasiaten. Die Hülsenfrucht ist ein Alleskönner. Ihr wichtigster Inhaltsstoff ist unzweifelhaft das pflanzliche Eiweiß.

Viel wichtiger im Zusammenhang mit Brustkrebs ist der hohe

Anteil an pflanzlichen Wirkstoffen – den Isoflavonen, sogenannte Phytoöstrogene. Diese Phytoöstrogene sind wegen ihrer Ähnlichkeit mit dem weiblichen Sexualhormon Östrogen so wichtig, weil sie an den Hormonrezeptoren* anlegen können und diese belegen. Das interessierte mich, weil ich vom Onkologen* schon von Rezeptoren und Andocken gehört hatte. Meine Frage an ihn war dann auch, ob man evtl. das Medikament Tamoxifen in weniger starker Dosis nehmen könnte, wenn man viel Soja ist oder trinkt.

Ich erhielt eine erstaunliche Antwort: Der Körper ist auf die übertriebene ungewohnte Sojazufuhr nicht vorbereitet; ihm fehlen die Jahrhunderte der Gewöhnung. Uns fällt ja auch nicht ein, beispielsweise plötzlich lebendige Ameisen zu essen oder in der schmutzig verseuchten dunkelbraunen Lebens-ader Bangkoks zu baden, wie die vor Vergnügen quietschenden Thaikinder, die aus der Uferhütte direkt in die Flüsse springen, sich die Zähne darin putzen, ihr morgendliches Geschäftchen darin verrichten, und die Mutter wäscht die Wäsche darin.

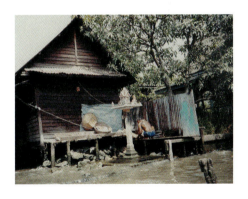

Beim ersten Eintauchen wären wir Europäer vermutlich todkrank.

Was bedeutet das für mich? Soja gilt für mich nicht als Alternativtherapie. Wenn ich die Artikel über Soja genau lese, wird auch lediglich von der Präventivwirkung (der vorbeugenden Wirkung) geschrieben und nichts von einer Heilwirkung. Ich musste mich selbst dabei ertappen, etwas zu lesen und hoffnungsvoll falsch zu interpretieren.

Und noch ein interessantes Zitat aus einem medizinischen Buch: »Im Sinne von Verhütung von Nahrungsmittelallergien ist allerdings davor zu warnen, in starkem Maße hierzulande unübliche phytoöstrogenhaltige Nahrungsmittel (z. B. Sojaprodukte) in den Speiseplan aus Gründen der Gesundheitsvorsorge einzuführen. Gemüse, über die Mitteleuropäer über lange Zeit adaptiert sind, erfüllen den gleichen Zweck (Blumenkohl, Brokkoli, Rosenkohl und andere Kohlsorten).«[19]

Ein Wort zu Traubensilberkerzen-Produkten

Die Traubensilberkerze (lat. Cimifuga) ist auch so eine beliebte rein pflanzliche Empfehlung gegen Anti-Wechseljahresbeschwerden. Aber auch hier gilt: »Falls Sie wegen eines östrogenabhängigen Tumors in Behandlung sind oder waren, dürfen Sie Cimifuga (Traubensilberkerze) nicht anwenden.«[20]

---

[19] Kreienberg (Hrsg.), *Management des Mammakarzinoms*
[20] Aus *Ökotest-Magazin*, Nr. 8/2003

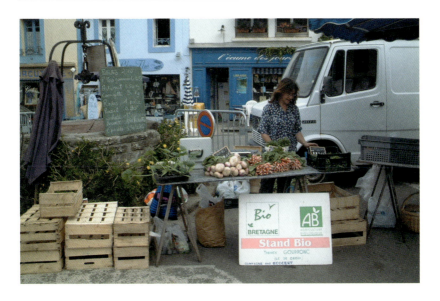

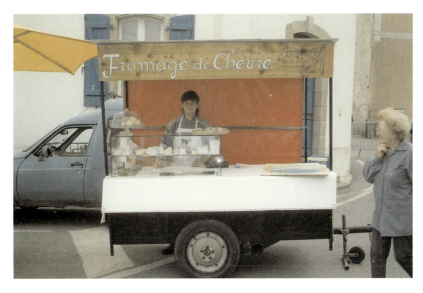

Neben Früchten und Biogemüse gehören fettarme Milch- und Käseprodukte genauso zu einer gesunden, ausgeglichenen Ernährung wie Eier, Fleisch, Fisch und Geflügel.

Schlusswort

Es ist wie immer im Leben: Jeder muss seine Erfahrungen selbst machen. Manchmal kann man aufgrund der Erfahrungen anderer eigene Entscheidungen treffen. Das gilt auch für die Vorsorge und die Nachsorge einer Krebsoperation. Sowohl Alternativtherapien als auch persönliche Entscheidungen sind von vielen Faktoren abhängig.

Eine Kollegin erzählte mir, sie wäre zur jährlichen Untersuchung gegangen. Der Arzt hatte aufgrund eines Knotens eine Biopsie* gemacht. Nach 10 Tage warten kam die Entscheidung. Krebs. Der Arzt schlug wegen der Krebsstreuung eine Mastektomie* der einen Brust vor. Die Kollegin fragte sich, ob sie es ertragen könne, sich jeden Morgen mit nur einer Brust im Spiegel zu sehen. Sie stellte sich vor, dass es für sie leichter wäre, sich ganz ohne Brust zu sehen. Sie argumentierte: Die Brust sei für die Fortpflanzung gedacht – aber wenn man aus der Zeit heraus sei, schon im Rentenalter, brauche man den Busen dann wirklich noch? Sie entschied sich, die gesunde Brust auch abnehmen zu lassen, um ihr Gleichgewicht zu behalten. Sie ist glücklich mit ihrer Entscheidung.

Meine Erfahrungen mit der Krankenkasse waren ein Bündel neuer Erkenntnisse: Die Mitarbeiter der Krankenkassen wissen viel besser, was in welcher Police versichert ist, als man selbst sich inklusive sog. Kleingedrucktem und Fußnoten aneignen könnte. Lieber einmal zu viel fragen als zu wenig.

Unverständliches intensiv zu hinterfragen macht nur Sinn, wenn es Antworten gibt. Aber zweifelnd grübeln nach dem Muster »Warum gerade ich?« ist zermürbend. Die Kunst, sich mit unabänderbaren Tatsachen abzufinden, sie zu akzeptieren, wie sie sind, ist der Schlüssel zur positiven Lebensgestaltung und aktiviert die Lebensfreude.

Hier fiel mir ein Artikel ein, den ich vor 36 Jahren in meiner Redaktionszeit geschrieben hatte. Zur damaligen Zeit war es für mich journalistische Herausforderung nach der Zeilenvorgabe der Graphikabteilung eine Bildunterschrift zu einem besonders schönen Foto zu schreiben, heute sehe ich eigentlich erst richtig den Sinn des damals Geschriebenen: »Lebensfreude, die Freude am Leben, die Freude zu leben – ein Wort, ein Begriff, etwas Abstraktes und trotzdem greifbar Nahes. Ein Wort, das es in allen Sprachen der Welt gibt, das Sehnsüchte weckt und Wünsche erfüllt, das sich nicht nur in großartigen Ereignissen bemerkbar macht, sondern schon in den allerkleinsten Alltagserscheinungen zu finden ist. Nur, man muss es finden und erkennen, um sich daran von ganzem Herzen erfreuen zu können, denn nur so wird die Freude zur Lebensfreude.«[21]

---

[21] Aus *Elegante Welt*, Mai 1966

Quellennachweis

Hammerschmid-Gollwitzer, Dr. med. Josef: *Wörterbuch der medizinischen Fachausdrücke*, Goldmann, München 1999

Kaufmann, Prof. Dr. med. Manfred, Dr. med. Sibylle Loibl, Dr. med. Christine Solbach: *Brustkrebs – Bescheid wissen, Entscheiden, Leben*, Wort&Bild, München 2002

Kreienberg, R., T. Volm, V. Möbus, D. Alt (Hrsg.): *Management des Mammakarzinoms*, Springer, Berlin, Heidelberg, New York 2002

Untch, Michael, Harald Sittek, Ingo Bauerfeind: *Diagnostik und Therapie des Mammakarzinoms*, W. Zuckschwerdt Verlag, München 2000

Bio 4/2002, Tutzing

»Kostbare Früchte«, *Focus* 15/2002, München

Lymphsystem des Menschen, Rüdiger Anatomie Verlag GmbH, Berlin

Ökotest-Magazin 8/2003, Frankfurt am Main

Schweizerische Krebsliga, Bern, www.swisscancer.ch

www.breastcancer.org

www.unwort.de

Anhang

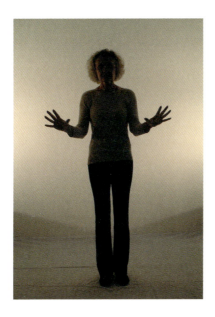

Meine Übungen mache ich je 10- bis 15mal, mehrmals täglich. Die erste Zeit nach der Operation ist die wichtigste, damit der Körper die verlorene Bewegungsfreiheit zurückgewinnt.

In den ersten 2–4 Wochen nach der Operation habe ich die Übungen langsam und vorsichtig begonnen – die Narben sind noch frisch und dürfen nicht aufreißen. An der Schmerzgrenze habe ich SOFORT aufgehört.

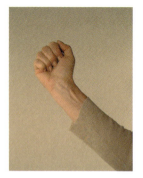 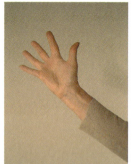 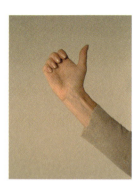

Große Faust und lösen – Finger spreizen – kleine Faust und lösen.

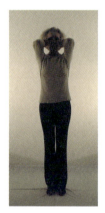 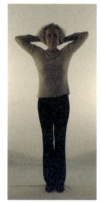 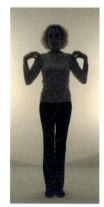 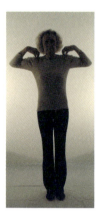

Die Hände im Nacken zusammenfassen, die Ellenbogen seitlich neben dem Kopf nach außen wegstrecken, nur soweit es geht.

Die Fingerspitzen an die Schultern legen, die Ellenbogen langsam heben (nur soweit wie möglich) und kreisen. Die Schultern kreisen mit.

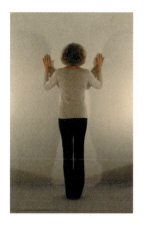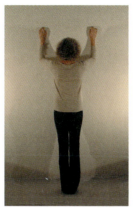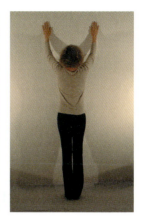

Mit dem Gesicht zur Wand stellen, die Handflächen in Schulterhöhe gegen die Wand legen, mit beiden Händen die Wand hochkrabbeln, soweit es schmerzfrei geht. Jeden Tag ein wenig höher. Kein Hohlkreuz machen.

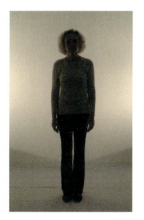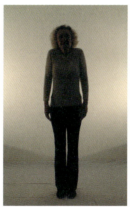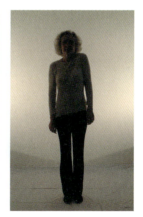

Die Schultern hängen lassen und hochheben oder auch nur eine Schulter bewegen, abwechselnd.

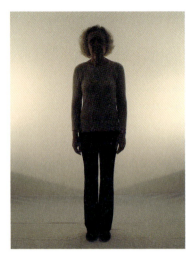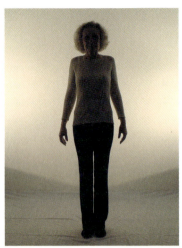

*Abwechselnd die Schultern hängen lassen und die Schulter-
blätter rückwärts zusammenpressen.*

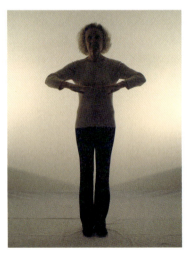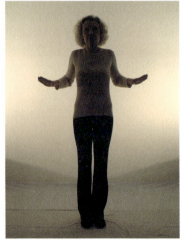

*Die Hände vor der Brust flach mit den Handflächen nach
unten halten, die Arme seitlich ausbreiten und die Schulter-
blätter zusammenpressen.*

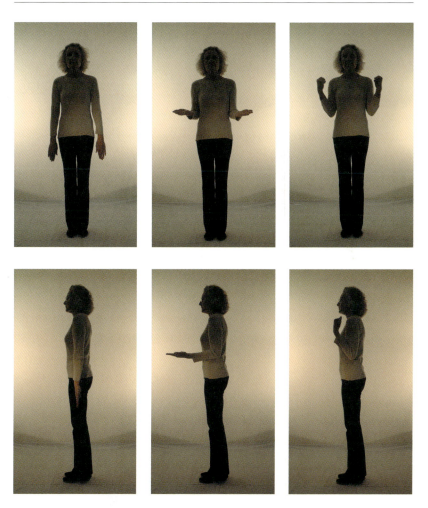

Die Arme locker hängen lassen, die Handflächen zeigen nach hin-
ten. Die Unterarme anwinkeln und dabei die Hände umkehren, so
dass die Handflächen nach oben zeigen, Hände zur Faust ballen
und zur Schulter führen.

Als langsam die Kraft wiederkam, die Muskeln etwas gestärkt, die Bänder sanft gedehnt und die Schultern wieder auf dem Weg zur Beweglichkeit sind, beginnen die Übungen mit dem Theraband (elastisches Gymnastikband, etwa 10 cm breit, 1,5–2 m lang), Farbe gelb (leichteste Stufe der Dehnung).

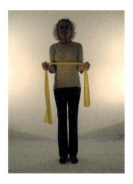 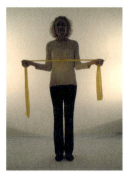

Die Ellenbogen anwinkeln, an den Körper pressen, das Band seitlich auseinanderziehen, die Ellenbogen bleiben an den Körper angepresst. Bewegt auch den Brustmuskel, erst versuchen, wenn man sich dazu in der Lage fühlt.

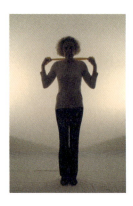 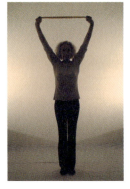

Das Theraband mit beiden Händen in Schulterbreite fassen und versuchen, die Arme über den Kopf zu strecken, dabei das Band dehnen. Vorsicht Schmerzgrenze.

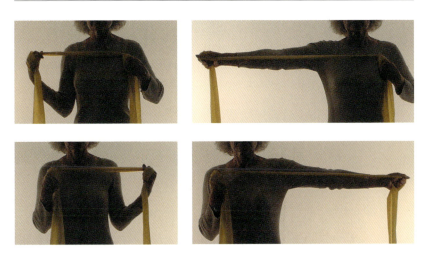

*Das Theraband mit beiden Händen in Schulterhöhe vor den Kör-
per halten, die Ellenbogen angewinkelt möglichst nahe am Körper
halten, einen Arm strecken bis er gerade ausgestreckt ist. Abwechselnd links und rechts strecken. Die Dehnung des Bandes kann ver-
ringert werden, wenn es lockerer gehalten wird.*

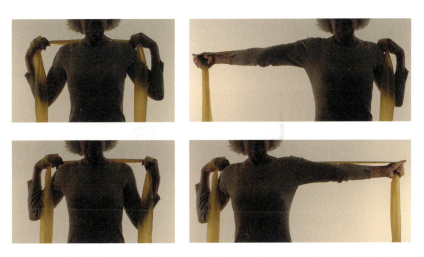

*Die gleiche Übung mit dem Band hinter dem Nacken auf Schulter-
höhe durchführen, auch abwechselnd.*

Als die Narben in der Achselhöhle gut verwachsen waren und die Beweglichkeit der Arme besser wurde, begannen die Übungen, die Arme über den Kopf zu nehmen, um so die Beweglichkeit wiederzugewinnen, die ich beispielsweise brauchte, um einen Mantel oder eine Jacke allein anziehen zu können.

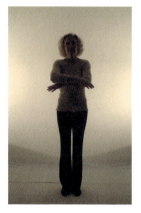 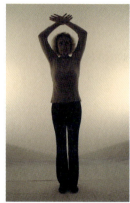 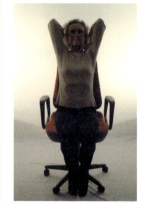

Die Arme vor der Brust kreuzen und heben bis über den Kopf. SCHMERZGRENZE!

PAUSE mit Armübung. Versuchen, die Hände im Nacken zu verschränken.

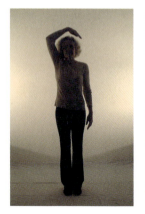 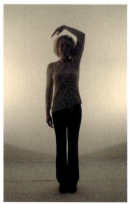

Abwechselnd den rechten und linken Arm mit angewinkeltem Unterarm über den Kopf heben.

Nach etwa 3 Monaten durfte ich schon Armbewegungen mit Hanteln (500 g) machen. Da ich zu Hause keine Hanteln hatte, habe ich mit Wasser gefüllte ½-Liter-Flaschen genommen und die Übungen damit gemacht.

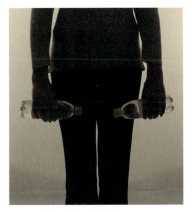
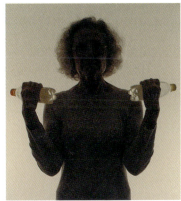

Die Flaschen fassen, die Arme hängen lassen – Unterarme nach außen drehen, bis die Flaschen oben liegen, die Ellenbogen anwinkeln und die Flaschen bis auf Schulterhöhe führen.

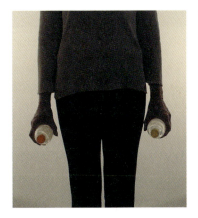
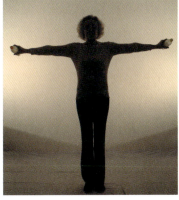

Gleiche Ausgangsposition, die Arme hängen lassen und dann von unten nach oben waagerecht bis zur Schulter heben.

Eine meiner meist wiederholten Übungen war das seitlich diagonale Strecken. An ihr konnte ich meine wiedergewonnene Beweglichkeit messen. Ich machte diese Übung im Bett, wenn ich nachts wach wurde und nicht sofort wieder einschlafen konnte, abwechselnd rechts und links. Zur besseren Ansicht, die gleiche Übung sitzend auf einem Hocker.

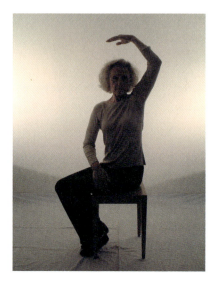 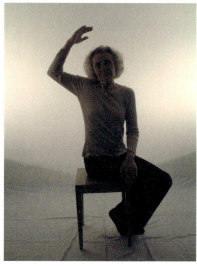

Auf den Rücken legen, beide Beine anwinkeln und zu einer Seite drehen, bis die Knie auf dem Bettuch liegen. Den entgegengesetzten Arm seitlich über den Kopf legen. Gleiches auf der anderen Seite.

Auf dem Stuhl: Die Beine seitlich, den Oberkörper nach vorne drehen und den entgegengesetzten Arm über den Kopf heben. Die Übung ist schwerer als sie aussieht. Schmerzgrenze unbedingt beachten.

Eine Übung, die die Schultern, die Arme und die Nackenmuskeln fordert. Sie ist schon in gesundem Zustand fast schmerzhaft, wenn die Muskeln verkrampft sind. Nach einer Operation ist große Vorsicht geboten – ich ging ganz langsam an diese Übung heran, erst als ich das Gefühl hatte, ich könnte mir diese Übung vom Heilungsprozess her leisten.

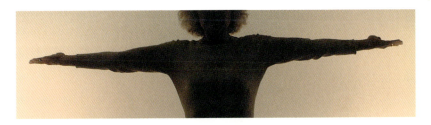

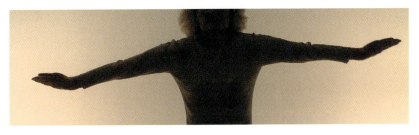

Die Arme seitlich ausstrecken, die Handflächen nach oben. Die Arme drehen – vorn herum –, so dass die Handflächen wieder oben sind. Hier merkte ich die Unterschiedlichkeit meiner Schultergelenke.

Mit der Zeit lernte ich dann, die Schultern dabei nicht hochzuziehen, sondern unten zu lassen und den Kopf gerade zu halten.

Für Streckübungen habe ich zwischendurch (ab einem gewissen Grad der Genesung) einen Türrahmen verwendet. Ich stellte mich in die Mitte des Rahmens und versuchte, den oberen Türrahmen zu berühren. Dabei musste ich darauf achten, dass ich kein Hohlkreuz machte.

Zum Abschluss hier noch zwei Übungen, die 3–4 Monate nach der Operation für mich kein Problem mehr waren.

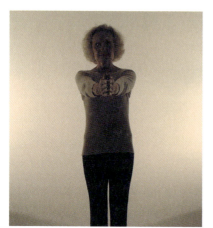
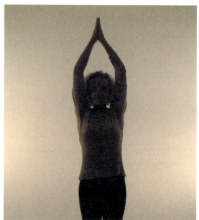
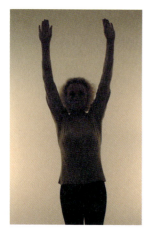
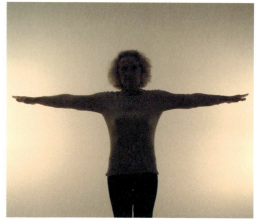

Vor der ersten und vor der (hoffentlich) letzten Operation bekam
ich von der Stationsschwester einen Glückskäfer. Ich hob beide auf
und stellte sie auf den Wecker im Badezimmer. Jeden Morgen erin-
nern sie mich jetzt daran, dass ich jeden Tag zu meinem »Glück«
eine ganze Portion selbst beisteuern muss. Je regelmäßiger desto
besser.

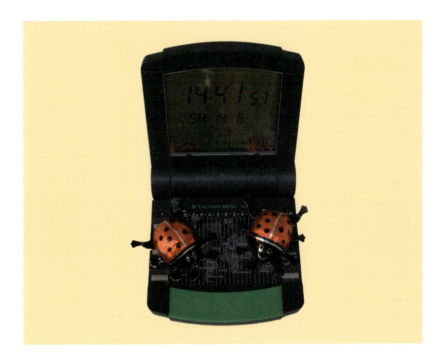

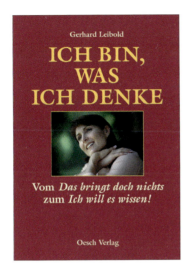

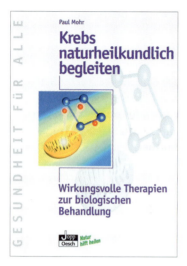

Paul Mohr

Krebs naturheilkundlich begleiten

Wirkungsvolle Therapien zur biologischen Behandlung

2. Auflage
133 Seiten
ISBN 3-0350-5039-2

Jeder fünfte stirbt an Krebs. Die Heilungsrate durch Operation, Bestrahlung und Chemotherapie liegt bei 20-30%. Die Tatsachen zwingen dazu, nach weiteren komplementären Heilmethoden zu suchen, die das Immunsystem positiv beeinflussen. Der Autor zeigt die Entstehung von Krebs, die Faktoren, die unsere Immunabwehr hemmen und gibt eine umfassende und kompetent erläuterte Gesamtsicht der bekannten alternativen Therapieformen bei Krebs.

Jopp Verlag bei Oesch

Jungholzstraße 28, 8050 Zürich
Telefax 0041/44 305 70 66
E-Mail: info@oeschverlag.ch
www.joppverlag.ch
www.oeschverlag.ch

Bitte verlangen Sie unser Verlagsverzeichnis direkt beim Verlag. Postkarte genügt!

Alle Bücher von Jopp/Oesch erhalten Sie in Ihrer Buchhandlung, Versand- und Internetbuchhandlung.

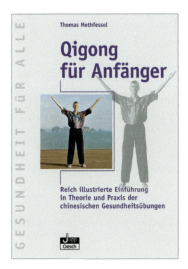

GESUNDHEIT FÜR ALLE

Thomas Methfessel

Qigong für Anfänger

Reich illustrierte Einführung in Theorie und Praxis der chinesischen Gesundheitsübungen

155 Seiten, mit 85 Farbabbildungen und zahlreichen Zeichnungen
ISBN 3-0350-5060-0

Thomas Methfessel veranschaulicht in dieser Einführung in die chinesischen Gesundheitsübungen den Weg, den Qigong bis nach Mitteleuropa genommen hat. Fachkundig schildert er kulturell-historische, philosophische und medizinische Wurzeln der anmutigen Kunst, beschreibt ihre Wirkungen und erläutert Übungen für die Praxis. Ein Buch, das aus den Bedürfnissen von Methfessels Schülern gewachsen ist.

Jopp Verlag bei Oesch

Jungholzstraße 28, 8050 Zürich
Telefax 0041/44 305 70 66
E-Mail: info@oeschverlag.ch
www.joppverlag.ch
www.oeschverlag.ch

Bitte verlangen Sie unser Verlagsverzeichnis direkt beim Verlag. Postkarte genügt!

Alle Bücher von Jopp/Oesch erhalten Sie in Ihrer Buchhandlung, Versand- und Internetbuchhandlung.